JN071862

一般医のための

ベーシック
てんかん診療

著

亀山茂樹
国立病院機構西新潟中央病院名誉院長

 診断と治療社

てんかん診断・薬剤選択アルゴリズム（参考）

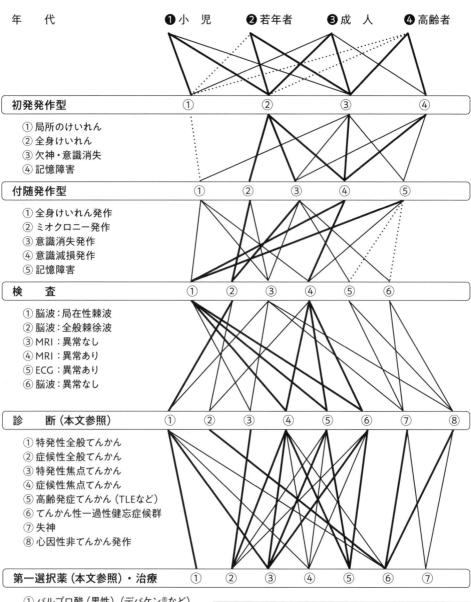

年　　代　　❶ 小 児　　❷ 若年者　　❸ 成 人　　❹ 高齢者

初発発作型　　①　　②　　③　　④
- ① 局所のけいれん
- ② 全身けいれん
- ③ 欠神・意識消失
- ④ 記憶障害

付随発作型　　①　　②　　③　　④　　⑤
- ① 全身けいれん発作
- ② ミオクロニー発作
- ③ 意識消失発作
- ④ 意識減損発作
- ⑤ 記憶障害

検　　査　　①　　②　　③　　④　　⑤　　⑥
- ① 脳波：局在性棘波
- ② 脳波：全般棘徐波
- ③ MRI：異常なし
- ④ MRI：異常あり
- ⑤ ECG：異常あり
- ⑥ 脳波：異常なし

診　　断（本文参照）　　①　　②　　③　　④　　⑤　　⑥　　⑦　　⑧
- ① 特発性全般てんかん
- ② 症候性全般てんかん
- ③ 特発性焦点てんかん
- ④ 症候性焦点てんかん
- ⑤ 高齢発症てんかん（TLEなど）
- ⑥ てんかん性一過性健忘症候群
- ⑦ 失神
- ⑧ 心因性非てんかん発作

第一選択薬（本文参照）・治療　　①　　②　　③　　④　　⑤　　⑥　　⑦
- ① バルプロ酸（男性）（デパケン®など）
- ② カルバマゼピン（テグレトール®など）
- ③ レベチラセタム（イーケプラ®）
- ④ ラモトリギン（ラミクタール®）
- ⑤ ラコサミド（ビムパット®）
- ⑥ 専門医に紹介
- ⑦ 治療不要

(1) 図は年代，初発発作型，付随発作型，検査から，疾患名の診断と，第一選択薬・治療の主な流れを参考までに示したものである．
(2) 図の線の太さは「太線」「実線」「点線」の順に選択肢として有力であることを示している．

序にかえて

　なぜ，このような本を上梓しようと考えたのかを少し述べてみたいと思う．非専門医や一般医にとって，日常のてんかん診療がむずかしいと感じている先生は多いと思われる．筆者自身が若い頃てんかんの勉強をはじめる前はてんかん患者の外来診療が苦痛であった．非常に頻度の高い病気にもかかわらず，むずかしい病気であるという認識があるのはどうしてだろうか．その原因として，次のようなことが考えられる．

①てんかんという病気の症状であるてんかん発作が多種多様でとらえにくいこと．

②患者自身が自分の症状を知らないために医師がてんかん診断に苦労すること（多くの場合，意識障害や記憶障害を伴うために患者は発作のあったことすら認識できていない場合が多い）．

③患者が新生児から高齢者までほぼ全年齢層におよび，年齢によっててんかん発作の症状が大きく異なること．

④一般的には，全身けいれんだけをてんかん発作と考えている人が多いために，けいれん以外の発作症状を詳しく正確に述べることができないために，発作診断が容易ではない．

⑤てんかんの診療を担当するのが，小児科，精神科，脳神経外科，脳神経内科など多くの科であり，各科の守備範囲が微妙に重なると同時に乖離もあること．患者にとってはどの科を受診すべきか迷うことも多い．最近も精神科の受診を嫌う患者は少なくない．

⑥多くの薬剤が上市されており，発作型によって薬剤選択が簡単でないこと．最近は新規抗てんかん薬のジェネリック薬も登場していて，ますます複雑さやむずかしさを増している．

⑦全国的にみると，てんかん専門医の数は少なく，県や地域的偏在がみられること*1．

⑧てんかんの実地臨床を行っているのは，救急医，非専門医や一般医であ

る開業医の先生方であって，てんかん専門医でない先生方に多くは委ねられている現状があること．

⑨てんかん治療がうまくいかなくても，患者が亡くなるような不治の病というわけではないし，問題になることもないという安易な考えが患者や医師側にもあること*²．

　日本てんかん学会では，専門医制度を発足させるとともにガイドラインやガイドブックを作成しててんかん診療の専門レベルを担保する努力を続けている．しかし，多くのてんかん患者が一般開業医や非専門医の先生方によって治療されているということは，抗てんかん薬の処方量からみても明らかな事実と考えられている．そのため，非専門医や一般開業医の先生方のてんかん診療レベルも高める必要があると学会が考えているのも事実である．

　筆者は現在，地方の総合病院でてんかん外来を担当して非専門医や一般開業医の先生方からの相談や紹介を受けている．なかには，てんかん診断の誤りや薬剤選択が間違っていてコントロールがうまくいかない例が多く含まれる．これまで，日本てんかん学会の理事を歴任し，ガイドライン委員やガイドブック編集委員長を務めたてんかん専門医として，ぜひ伝えたいと思うヒントや診療のコツなどまとめて提供できたらと思うようになった．これまでの経験を生かして，てんかんという病気とその症状であるてんかん発作についてできる限り平易に解説し，薬の使いかたなど診療のコ

ツを伝授したいと思うようになった.

　筆者自身は脳神経外科医であり，新生児や乳児の診療経験はほとんどない．そのため，この本は学童児以降，主として高校生から成人・高齢者までのてんかん患者を対象としていることをあらかじめお断りしておく．学童児未満のてんかん診療は専門の小児科の先生にお任せする．どんな患者がてんかん外科治療の対象になるかは少し補足したいと思っているが，この本の内容は筆者自身のエキスパートオピニオンであり，薬剤治療のノウハウを中心にまとめるつもりである.

　てんかんとは何かという疑問に対して，脳の病気であることを疑う先生はさすがにいないと思う．脳がある動物であれば，てんかんという病気が出てもおかしくはない．イヌやネコでもけいれんするのをみたことがある人は多いと思う[*3]．ペットとして飼われている純血種はてんかん発作を出しやすいとされている.

　てんかんといえば，昔は小児の代表的な病気の 1 つと考えられてきた．このなかには確かに遺伝素因のあるてんかんも含まれている．一方，脳の異常はそのほとんどがてんかん発作の原因になる．脳卒中，脳挫傷，中枢感染症や脳腫瘍など脳の様々な病気がてんかん発作を出す原因となり，てんかん発作が起きることで脳に病気があることが明らかになることも多い.

　また，最近の高齢化の進行はてんかんという病気を増やし続けている．つまり，脳の老化（粗大な脳の病気はなく微細な脳血管障害があることが多いと考えられる）はてんかんの原因になるということであり，てんかんは高齢者の代表的な病気になりつつある．だれでも人生のどこかでてんかんという病気を経験するかもしれない．てんかんがますます身近な病気になりつつあるという現実を無視することはできない．すでに，頭痛と同じくらいに日常診療として，てんかん患者の診療を行わなければならなくな

＊3：動物のてんかん
　イヌもネコもてんかんの有病率はヒトとあまりかわりないとされている.

りつつある.

　また，てんかんの病気をもっていた多くの偉人や有名人がいたことも知られており，てんかん発作を偉大な業績に生かした人も多いといわれている*4.このことから，てんかんが負だけの病気ではないことも明らかであり，患者にはもっと積極的にてんかんという病気に向き合ってほしいと思っている.

　日本のてんかん診療を地域で支えてくださっている一般開業医には，感謝と敬意を表したいと思っている.われわれてんかん専門医だけではどうすることもできないくらい多くの患者が，てんかんという病気と向き合い，負けずにがんばって生活できているのはそのような先生方のおかげである.日本全国に講演に招かれて，てんかんの最近の話題についてお話ししてきたが，そのときの講演内容をもとにして，非専門医や一般開業医の先生方のてんかんの日常診療の参考にしていただける本を書きたいと思ったのが，この本を書きはじめた動機である.
　また最近，薬剤師会での講演を機に，薬剤師の先生方にも読んでいただいて参考にしてもらいたいと思うようになった.ほかにもメディカルスタッフの参考書にもなるように，いつでも読めるように小型サイズの本にした.拾い読みしていただいても参考になると思う.筆者からのアドバイスであると思って読んでいただければありがたいと考えている.

追記

　2017 年に国際抗てんかん連盟（ILAE）からてんかん発作型分類とてんかん分類が改訂されて発表された.また，てんかん発作型の操作的分類の

＊4：てんかんをもった偉人
　シーザー（紀元前 100-44）やジャンヌ・ダルク（1412-1431）などがてんかんをもっていたとされている.日本人では，南方熊楠（1867-1941）が内側側頭葉てんかんとされて研究されている.ドストエフスキー（1821-1882）は自身の発作体験を小説のなかに表現したとされている.ゴッホ（1853-1890）のてんかんも大量の名画の創作活動に生かされたのではないかとされている.

使用指針も発表された．さらに，2018 年に日本神経学会からてんかん診療ガイドラインが改訂された．てんかん関連の分類や用語が次々に改訂されて，日本てんかん学会でも分類・用語委員会が立ち上げられ，学術集会で 1 つのセッションが組まれるほどとなっている．専門医でも新しい分類法や用語を完全に理解することが容易でない状況にある．この本では，この点も考慮したが，基本的には最も理解しやすく単純な 1989 年のてんかん分類に準拠して記述した．しかし，今後この新分類や用語に替わっていくことが考えられるため，根幹となるところは新しい分類も取り入れる努力をした．必要と判断されたところは併記するとともに，新旧分類の対比と解説を付録として追加し，解説した．

2020 年 6 月

国立病院機構西新潟中央病院名誉院長
亀山茂樹

Contents

1 てんかんとはどのような病気？

てんかんとは

- てんかんは，新生児から高齢者まですべての人がかかる可能性のある脳の病気である（図1）[1]. およそ100人に1人がかかる最も普通の脳の病気である.
- 国内には約100万人の患者がいると考えられている.
- てんかんという病気の症状がてんかん発作である.
- 年齢ごとにてんかん発作の特徴が異なる.
- 初発のてんかん発作は「けいれん」「意識消失」「記憶障害」のいずれか3つの発作型に大別できる.

新生児や乳児のてんかん

- 新生児や幼児のてんかんには遺伝性や脳の形成異常などで生じるてんかんがある[2]. 生後早い時期にてんかん発作を発症するのは，てんかん原性（てんかん発作の起こしやすさ）が強く発作頻度が高く難治なてんかんであることが多い.

---

*1：てんかんはいつから脳の病気と認識されたか？
　紀元前400年頃の有名な医聖ヒッポクラテスによって脳の病気とされたが，キリスト教布教とともに科学的認識から遠ざかってしまった. 1800年代後半になって，英国のジャクソンによって大脳皮質の異常興奮がてんかんの原因であると再認識され，その部分を切除する手術がはじめられた. したがって，脳外科はてんかんの手術ではじまったということができる.

*2：てんかんの遺伝
　最近の遺伝学的研究の成果で，てんかんの原因遺伝子や体細胞変異の存在があることが明らかになりつつある. てんかんの発症年齢が新生児あるいは乳児の場合は，何らかの遺伝性要素があることを念頭におく必要もある. 最近の遺伝子解析により，体細胞変異のみが存在する遺伝性のてんかん原性病変が次々に明らかになっている. 今後もこの分野の研究が進むと考えられる.

*3：年齢依存性てんかん
　ある一定の年齢に特徴的な小児や若年発症のてんかん発作が生じ，なかには一定の年齢に達すると治癒してしまうてんかんがあるため，年齢依存性てんかんとよんでいる. 良性という表現もされる.

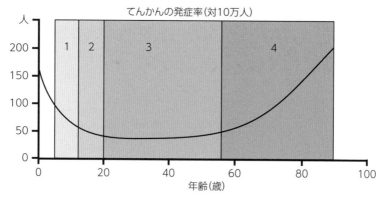

図1　年代別てんかん発症率
1：小児期発症てんかん（小児てんかん）
2：若年発症てんかん（若年てんかん）
3：成人発症てんかん（成人てんかん）
4：高齢発症てんかん（高齢者てんかん）

この年代別の4分類はこれまでの臨床経験から大まかに4分割したものである．図1で明らかなように，高齢者のてんかん発症率はどの年代よりも極めて高い．新生児から小児までは小児科がカバーしているが，高校生以降はどこの診療科がてんかんの診断と治療を担当するのかはっきりしていないために，多少の混乱を生じている．原因は，精神科のてんかん離れがあり，また患者が精神科診療を忌避する傾向もあり，脳神経内科医で実際にてんかん診療に携わっている人数は多くないことがあげられる．脳神経外科医は精神科や脳神経内科医よりもてんかん専門医が多く，開業医も含めてんかん診療を行っている数が多いために守備範囲は広い．
この本ではてんかん患者の年代によって4群に分けて診断と治療を体系的に構築して理解しやすくなることを目指している．

小児のてんかん

●一定の年代のみに存在する年齢依存性のてんかん[*3]がある．てんかんが自然に治癒する小児期に特有なてんかんがある．一方で，生下時よりもっている脳の先天的な奇形あるいは脳腫瘍などにより焦点てんかんが発症して難治な経過になることも多い．この場合は，外科治療が必要になる．

若年者のてんかん

●若年者（高校生）のてんかんは，遺伝素因が認められることが多いが，抗てんかん薬によって発作を完全に抑制できることが多い．良性の特

発性全般てんかんが多い．しかし，薬剤治療は生涯必要である．外来における頻度の高いてんかんである．

成人のてんかん

- 成人でてんかん発作が発症する場合，脳に器質的異常が隠れていることが多く，脳の先天性血管奇形や脳腫瘍などの可能性を念頭において診断する．外科治療が必要になる患者も多い．したがって，MRIなどのてんかん原性病変*4の検索が不可欠である．成人に多い内側側頭葉てんかんは原因不明のことが多いが生下時の仮死状態や頻回の熱性けいれんなどが遠因になって発症することがあり，既往歴についても十分な問診が必要である．

高齢者のてんかん

- 高齢者のてんかんは脳の老化や微細な脳血管障害と切っても切れない関係があるが，薬剤治療は比較的うまくいくことが多い．
- なかには，認知症と間違われる高齢者てんかんがあり，適切な治療によって「治る認知症」といわれるので，てんかんを正しく診断して治療する必要がある．したがって，認知症診断には脳波検査が不可欠と考えられる．認知症と間違われる高齢者てんかんが治療できれば，家族から大きな信頼が得られる．

＊4：てんかん原性病変

てんかん発作の原因となる病変をてんかん原性病変という．それ自体が発作を出す場合や病変と隣接する部分から発作が生じるものとがある（p.50，**図10**を参照）．病変自体からてんかん発作が起きる病変では，限局性皮質異形成と視床下部過誤腫が有名である．一方，結節性硬化症の皮質結節，海綿状血管腫や脳腫瘍はその周囲から発作が起きることが知られており，病変だけの切除では発作をなくすことができない．皮質結節や脳腫瘍は病変の隣接部に程度の軽い皮質異形成ができていてその部分からてんかんが生じることがわかってきた．また，海綿状血管腫は出血により周辺に染みついたヘモジデリンの影響でてんかんを生じると考えられている．発作の出るところ（焦点あるいは発作起始部）の局在を精査するのが，てんかんの外科治療の術前評価とよばれる検査である．外科治療ではその部分を切除すること（焦点切除術）によって発作をなくすことができる．

2 てんかんの診断と治療の基本は何か？

　てんかん診療の基本を列記する．図2のフローチャートで診療の流れを理解する．

診断の基本
- てんかん発作をまず理解して類型化する．
- 年代別に頻度の高いてんかんの知識を高める．
- 初発発作を鑑別する．
- 主発作と付随発作を見極める．
- 発作型と脳波で全般てんかんと焦点てんかんを鑑別する．
- 脳波は，全般性か焦点性かを鑑別するうえで最も有用である．
- MRIで，特発性（てんかんの原因が明らかでない）か症候性（てんかんの原因になる脳の局所異常がある）かを鑑別する．
- MRI異常がなくても症候性焦点てんかんを完全には否定できない．発作型が症候性焦点発作でも，MRIで必ずしもてんかん原性病変がすべてみえるわけではなく，その原因がみえないだけの可能性がある*5．このような場合が薬剤治療でも外科治療にとっても最も治療困難なてんかんである．詳細な術前評価を行っても焦点の局在診断がむずかしく，結果的に術後の発作転帰が不良な原因になる．難治てんかんでMRI異常がはっきりしないようなてんかんは，てんかんセンターに紹介すべきてんかんである．

＊5：MRI 異常がない難治てんかん
　このようなてんかんを病変のみえない焦点てんかん（non-lesional epilepsy）という．多くの場合皮質異形成が隠れていることが多く，その局在診断が種々の術前評価法を駆使しても困難な場合が少なくない．そのために手術成績が上がらない結果になる．国内外とも発作消失率は50％台に留まっているのが現実である．MRIも1.5Tよりも3 T-MRIのほうがてんかん原性病変検出能力は高い．このような例に対してAIを駆使したMRI診断法が研究開発されつつある．

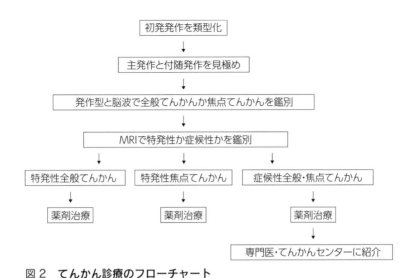

図2　てんかん診療のフローチャート

- MRIで脳外科的てんかん原性病変が明らかであれば，難治である可能性が高い．外科治療も考慮しつつ薬剤治療を優先するが，早期に外科治療可能な専門医に紹介すべきである．

治療の基本

- 全般てんかんか焦点てんかんかで第一選択薬[*6]が異なる．
- 薬剤選択の基本をマスターすればこわくない．
- 単剤治療[*7]が基本である．
- 適齢期女性に対する薬剤選択は催奇形性[*8]を考慮する．
- 従来薬のジェネリック薬は血中濃度が不安定となって発作が再発しや

＊6：第一選択薬
てんかん患者を診察しててんかんの診断を確定したときに，治療としてまず最初に選択すべき抗てんかん薬のことをこのようによぶ．適切な薬剤を選択すれば，40％以上で単剤治療が有効で発作抑制が可能であるとされている．

＊7：単剤治療
一種類の抗てんかん薬を用いた治療をこのようによぶ．

＊8：催奇形性
てんかんの薬剤治療が行われていなくても，約4％の先天奇形を有する児が生まれるとされているが，抗てんかん薬のなかで古くから治療薬として使われてきた従来薬には，薬の副作用として児を妊娠したときに胎児に先天奇形を生じやすい薬剤が多く含まれている．それを催奇形性の副作用という．

すくなるため，日本てんかん学会はジェネリック薬を推奨していない．

- 新規抗てんかん薬がいろいろな点ですぐれているが，患者の経済的負担を考慮して新規抗てんかん薬のジェネリック薬も選択肢に入れるべきである．

- 2剤まで試みて，発作抑制ができなければ薬剤抵抗性あるいは真の難治なのか見かけの難治（てんかん診断の間違いか薬剤選択が不適切）であるのかを評価し直す．

- 薬剤治療がむずかしく薬剤抵抗性と判断されたら早めにてんかん専門医に任せればよい．

- 難治（薬剤抵抗性）てんかんは適切な薬剤治療でも発作のコントロールが困難である場合のてんかんをいう名称である．薬の効かないてんかんは外科治療を考慮して専門施設に紹介することが薦められる．

- 症候性難治てんかんは脳外科的てんかん原性病変を原因としていることが多く，薬剤治療ではなかなか発作を止めることがむずかしいため，外科治療を優先すべきである．早期の対応が望ましいので，MRI診断は不可欠である．てんかん原性病変を外科治療できれば，術後は抗てんかん薬が有効になる場合が多いし，場合によっては服薬を中止して完全治癒までもっていける例も少なくない．特に小児期に外科治療ができ，てんかん原性病変（焦点）を完全に切除できれば，術後早い時期に抗てんかん薬を漸減中止することが可能で治癒させることができる可能性が高い．成人でも焦点切除が完全であれば，術後に薬剤治療を中止できる場合もあるため積極的に外科治療を考慮することを薦める．

難治（薬剤抵抗性）てんかん

- 診療ガイドラインでは薬剤抵抗性てんかんと難治てんかんを区別している．どちらも，適切な抗てんかん薬治療を行っても有効でなく，発作を止めることが困難な場合をいう．2種類の抗てんかん薬を1年程度試しても発作抑制ができない場合を薬剤抵抗性てんかんという．しかし，発作が完全に抑制できなくても生活を妨げない程度であれば難

治ではなく薬剤抵抗性とする．一方，難治てんかんは2年間薬剤治療しても発作を抑えることができないてんかんで，外科治療が必要になるてんかんということである（日本てんかん学会外科治療ガイドライン）．薬が無効で生活にも支障をきたすような場合は，通常外科治療以外に治療法はない．小児やMRIで病変が認められる場合は，漫然と薬剤治療を続けるべきではなく，難治てんかんと判断して外科治療施設に紹介すべきとされている．

てんかんの外科治療

- てんかんの治療には抗てんかん薬を用いた薬剤治療と，薬が有効でない場合はてんかん原性病変を切除する外科治療などが行われる．一般にはあまり認知されていないが，てんかんが脳外科的手術で治療し治癒できる可能性があることを知っておくことも大切である．

- てんかんの外科治療は19世紀後半に英国のホースレイという若い脳外科医によってはじめられ，それが脳外科の最初の手術とされている．脳外科がてんかんの手術によって幕を開けたということは驚くばかりである．

- 現在は，コンピュータ技術の進歩により多チャンネル長時間ビデオ脳波同時記録が可能になり，ほかの焦点診断技術の進歩も加わって，てんかん焦点の局在診断が正確になったことが術後の発作転帰を大きく改善した．さらに最近では，ロボットを用いた定位的な深部電極留置の技術が導入されようとしている．

- 最も難治なてんかんに対する国産のてんかん外科手術法が開発され，すぐれた治療成績が報告されている．海馬硬化のない内側側頭葉てんかんに対する「海馬多切術」や，笑い発作を有する視床下部過誤腫に対する「定位温熱凝固術」などである．

③ てんかんの定義

「てんかん治療ガイドライン 2010」によれば，「てんかんとは<u>慢性の脳の病気</u>[*9]で，<u>大脳の神経細胞が過剰に興奮する</u>[*10]ために，<u>脳の症状（発作）が反復性（2 回以上）に起こる</u>ものである．発作は突然に起こり，普通とは異なる身体症状や意識，運動および感覚の変化が生じる．明らかなけいれんがあればてんかんの可能性が高い」とされていた．

下線は，その核心の部分である．

> **解説**　てんかん診断ができるのは基本的に 2 回の発作が確認されてからである．しかし，2018 年の改訂では「2 回以上」という言葉がなくなった．2014 年の国際抗てんかん連盟（以後 ILAE とする）の臨床的定義で，1 回の発作でも発作の再発リスクが 60% 以上もあるような場合は初回からてんかんと診断して治療してよいことになったためである．
>
> 以下のように定義づけられた．
> ① 2回以上というのが24時間以上の間隔を開けた2回と定義された．
> ② 初発発作であっても，発作再発リスクが 60% 以上も高い明らかな MRI 病変を認める場合や明らかな脳波異常を認めるてんかん症候群を初回発作からてんかんと診断してもよい．
> ③ MRI 病変を認めるのは，脳卒中，中枢性感染症，脳腫瘍，脳外傷など脳外科的疾患をもっている場合で，再発リスクが高いと判断される．

この定義に示されたように，発作症状のみならず，脳波や MRI 検査が大

切であり，脳波異常やMRI異常があれば，極めっててんかんを発病しやすいことを理解しなければならない.

　非誘発発作*11（孤発発作という）がたった1回しかない患者の場合，発作再発リスクが②とは異なる場合はどう考えればよいか？　以下のように考えると納得できる（図3）.

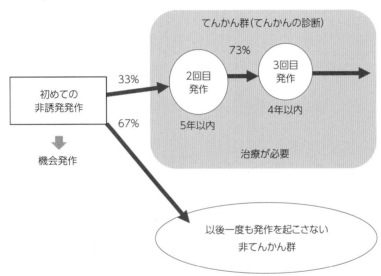

図3　初回発作から以後の経過予測と治療
（Hauser WA, et al：N Engl J Med 338：429-434, 1998 の論文を参考に作成）

＊9：慢性の脳の病気
　頭部外傷直後のけいれんや，高熱のときにけいれんをきたす熱性けいれん，最初のけいれん発作など慢性とはいえない状態では，てんかんと定義できないことを意味する. 反復性（2回以上）の発作という意味は慢性であるということも意味している.

＊10：大脳神経細胞の過剰興奮
　神経細胞は大脳灰白質（p.13，図4）という薄い大脳皮質に集中しており，大脳の深いところにある白質には神経細胞がないため大脳の表面や脳のしわのなかにある表面に近い皮質からてんかん発作が生じる. この定義は19世紀にジャクソンによって最初にてんかんが脳の病気であると定義されたときと変わっていない. ジャクソンによるこの定義によって世界最初の脳外科手術が行われたのである.

＊11：非誘発発作
　非誘発発作というのは，光過敏発作や熱性けいれん発作など光や熱で誘発された可能性のない発作という意味である. 熱性けいれんなどは，熱によって誘発された発作でありてんかんではないことも理解できるはずである.

- 2回目の発作が起こる確率は33%でしかなく，実際にはてんかん様の発作であっても，ほとんどの人が本当のてんかんでないかもしれないため，2回目が起こるまではてんかんの診断はできないことになり，機会発作（たまたまてんかん様の発作が起こっただけ）と診断して，生活の制限や治療も行わない．2回目の発作が起こるかどうかを注意深く見守ることである．
- 2回目の発作が起きると3回目は60%以上の確率でほぼ1年以内に発作が起こるとされ，2回目でてんかんと診断されればそれ以降の発作再発リスクが極めて高いことが明瞭であり，てんかんと診断して抗てんかん薬による治療を開始する．

　図3では，初回発作のみのたった1回の発作で済んでしまう人のほうが圧倒的に多いことを示している．

　2回目の発作が生じれば，間違いなく「てんかん」という病気であろうと診断できる．3回目の発作が起きるリスクは格段に増加するため，2回目で脳波やMRIなどの検査を行って，てんかんと診断して積極的に治療する必要があることを示している．

　ガイドラインでは，1回目の発作をてんかんと診断して治療を開始しても，2回目で治療を開始してもその患者の予後は変わらないとされているので，初回発作であわてて治療をはじめる必要はない．

　高齢者てんかんの場合では，発作再発リスクが高いために，初回の発作を確認したら治療を開始してもよいとされている．

抗てんかん薬の予防投与は有効か？

　脳外科では脳外科手術後にてんかん発作を予防するために，抗てんかん薬を投与することが慣例のように行われてきた．しかし，てんかん発作が一度もないのに，脳卒中，脳外傷，脳腫瘍などの術後に行う抗てんかん薬投与が予防として有効であったとするエビデンスは全く報告がない．したがって，脳外科手術後のてんかん発作を予防するために抗てんかん薬を投

与する意義は明らかでないため，最近は予防投与することが減っている．しかし，予防投与の意義を全く否定しているわけではない．そもそも不必要な治療かもしれないということをいっているだけである．脳皮質を痛めないように上手に手術できれば予防投与は不要であるということである．もし術後に脳皮質が損傷された所見が CT や MRI で認められたら，てんかん発作が術後に起こる可能性は極めて高くなるので，そのような場合は予防投与の必然性があるかもしれない．

　しかし，脳外科手術の術後にてんかん発作が起きたことを確認できた時点から抗てんかん薬を投与しても何ら問題はない．この場合は，脳の器質的病変があり手術されているため，治療しなければ発作再発リスクは非常に高く初回であってもてんかんと診断して治療開始しても何ら問題がない．

　脳卒中患者に対しててんかん発作の予防の意味でバルプロ酸（デパケン®など）を投与すると脳卒中発作後のてんかん発作が多く，予防投与としてふさわしくないという報告がある．これは当然のことで，そもそもバルプロ酸は全般てんかんに対する第一選択薬であり，症候性焦点てんかんの第一選択薬とはなり得ないので，薬剤選択の誤りである．後述する焦点てんかんに対する第一選択薬を選択すべきである．また，前述のようにはじめててんかん発作が確認された時点から抗てんかん薬を投与しても遅いことはなく，そもそも起きないかも知れないてんかん発作を心配して予防的に投与する意義はないと考えられる．

てんかんは怖い病気か？

　てんかんが病気であると認識されたのは近代医学が発展してからであり，怖い病気として忌み嫌われてきた歴史をもっている．しかし，現代ではてんかんに対する医学的・社会的理解が進み，正しい診断と治療が行われるようになって，てんかんは怖い病気と考える人は少なくなったと考えられる．

④ てんかん診断のしかた

　年代ごとにてんかんを理解して診断のコツを学び，薬剤選択につなげたい．

てんかん外来での診断手順

1．問　診　→発作型診断*12⋯⋯⋯⋯⋯⋯⋯⋯⋯⋯⋯⋯⋯⋯⋯⋯⋯⋯⋯⋯⋯⋯⋯⋯

　発作の様態，意識の状態，眼球の偏位，反応の仕方，発作頻度，持続時間，発作の起こりやすい時間帯，発作直前の状況，発作後の様態（もうろう状態の有無など），咬舌の有無，尿失禁の有無について問診する．

- てんかんの種類を予想して質問を組み立てる．
- 誘導尋問が大切である．そのコツを覚えよう．
- 患者自身は発作のことがわかっていないことが多い．
- 家族あるいはパートナーに発作のことを確認することが極めて大切である．不明な場合は，発作をビデオやスマートフォンで撮影してもらうことは発作診断に大変有用である．
- 発作型の特徴を捉えることが最も大切であるが，診断に自信がなければ，てんかん専門医に相談する．

2．脳波判読　→てんかん診断に不可欠→適正薬剤選択⋯⋯⋯⋯⋯⋯⋯⋯⋯⋯⋯⋯⋯
**　　　　　　→非てんかん性発作を鑑別診断**

　側頭葉棘波は振幅が小さく特殊なモンタージュでの診断が有用なことが多い．脳波判読をマスターするとてんかん診断や薬の選択が容易になる．コツを覚えよう．

＊12：発作型診断
　てんかん診断には，どのような症状をもった発作であるかを診断する発作型診断とてんかんが脳のどこ（前頭葉や側頭葉など）から起こるかを診断するてんかん分類のほかに，特定のてんかん症候群を診断する方法がある．

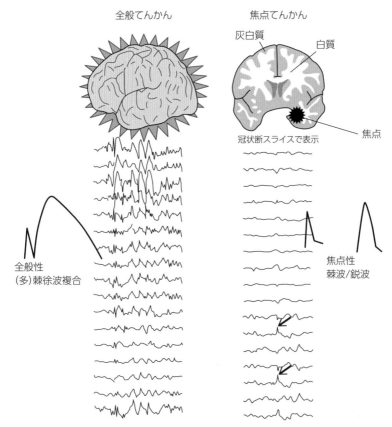

全般てんかん　　　　　焦点てんかん

灰白質　　　　白質

焦点

冠状断スライスで表示

全般性
(多)棘徐波複合

焦点性
棘波/鋭波

図4　全般てんかんと焦点てんかんの違い
全般てんかんは，単位としての棘徐波複合がほぼ全誘導に認められ，3秒以上連続すると意識消失することが知られている．
焦点てんかんでは，内側側頭葉てんかんが多いことを反映して，どちらかの側頭葉に優位な棘波や鋭波（棘波より幅が広い）が限局性に認められることが多い．
単位としての棘徐波複合や棘波/鋭波の形を理解することが必要で，多棘徐波という棘波が連続した後に徐波がつながった波形もある．棘波と鋭波の違いはその幅の違いである．棘波よりも鋭く尖った波形は，筋電図あるいはアーチファクトと考えたほうがよい．

● てんかん診断の基本である全般てんかんと焦点てんかんを以下の特徴によって区別しよう（図4）．

・全般てんかんは，棘徐波や多棘徐波複合が多くの電極にある．ほぼ左右対称であることが多い．前頭葉に優勢に出現する場合も多い．脳全体に脳波異常があり，脳局所だけの発作とはいえないてんかんで，全

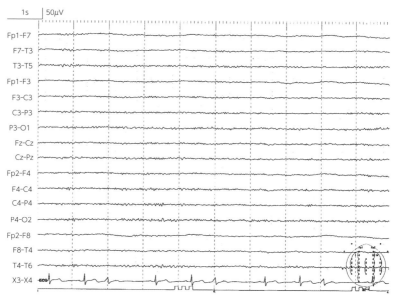

図5　意識消失発作→実は，Q-T 延長症候群（疑）
脳波は正常で，最下段の心電図異常が明らかとなり，大学病院循環器科に治療を依頼した．脳波と心電図を同時に記録することにより，意識消失発作の原因を明らかにすることができ，てんかん発作ではなく失神と診断できた．確定診断が困難であれば，次にホルター心電図を行って確定診断してから紹介してもよい．

般起始の起始を省略している．

・焦点てんかんは，棘波や鋭波が特定の電極だけにある．脳の特定の部分から発作が起こるてんかんで，焦点起始の起始を省略している．

●脳波測定の時，可能ならば 1 チャンネルの心電図と左右 2 チャンネルの筋電図（左右三角筋や首などに電極を着ける）を同時記録すると，心電図は心原性異常の鑑別や筋電図はミオクロニー発作や脱力発作などの鑑別に役立つ．

・心電図異常を除外診断 → てんかんと失神の鑑別診断（図5）．

・脳波判読に自信がなければ，てんかん専門医に判読を依頼．

3. MRI 診断 → てんかん原性病変の検索（症候性か特発性かの診断）⋯⋯
　　　　　　 → 海馬硬化診断→発作再発リスクの判断

　てんかん原性病変検索ための MRI 撮像は，普通の撮像法（たとえば脳血

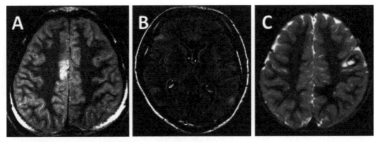

図6　てんかん診断に特有な MRI の撮像法

てんかん原性病変は多彩であり，その種類によって，MRI 診断を行ううえで，最適な撮像シークエンスが異なる．代表例を例示する．

A：限局性皮質異形成（プロトン密度画像）
　　白く描出される境界明瞭な皮質に限局した病変．発作頻度の高い小児では限局性
　　皮質異形成が多く，この撮像法は不可欠である．
B：結節性硬化症の多発皮質結節（FLAIR 画像）
　　やや不鮮明な境界を有する多発性の結節が特徴．
C：海綿状血管腫（T2 強調画像）
　　皮質下の出血痕が黒い所見を示し発見しやすい．複数あり多発性を示す場合がある．

以上のことをふまえて，てんかん診断における撮像法は，T1 強調画像，T2 強調画像，プロトン密度画像，FLAIR 画像に加えて，海馬スライスでの FLAIR 画像，STIR 画像などをルーチンな撮像法として採用しているてんかん専門施設が多い．
プロトン密度画像は脳卒中などを主として診療している病院では省略されていることも多いが，プロトン密度画像の感度が最も高いてんかん原性病変があるため，てんかんを疑ったらこの撮像法を必ず加えることが大切である．

管障害を対象とする場合）と少し異なる（図6）．

・CT では微細な異常が検出できない．必ず MRI 検査をしよう．

・先天性の限局性皮質異形成はプロトン密度画像が最も感度が高い．

・また，内側側頭葉てんかんの海馬硬化の診断には海馬スライス（海馬
　長軸に平行と直交の薄いスライスでの FLAIR 画像）（図7）の診断価
　値が高い[13]．

・MRI で異常がみつかったら難治てんかんのことが多いので早急にてん
　かんセンターに紹介しよう．CT で異常があればなおさらのことであ
　る．

─────────────────────

＊13：海馬スライス
　この特殊なスライスで海馬の所見を画像診断しないと，海馬萎縮や海馬硬化を正しく診断できない
　（p.16，図7を参照のこと）．側頭葉てんかんが疑われる場合に，ルーチンの撮像法に加えてこの海馬
　スライスを追加して診断する．

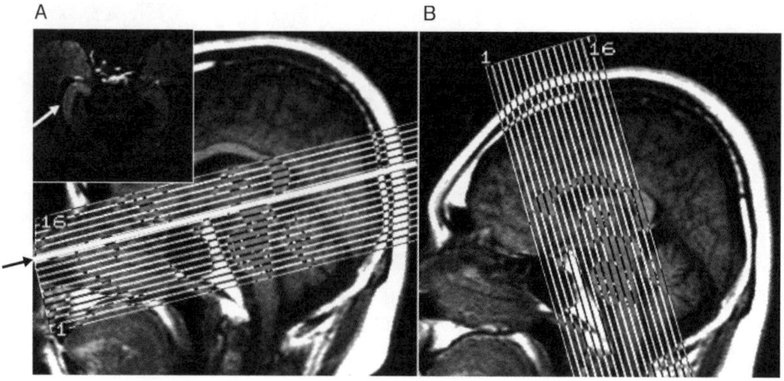

図7 海馬スライス

A：海馬長軸に平行なスライス　B：海馬長軸に直交するスライス
海馬萎縮や硬化像を診断するための MRI 特殊撮像法.
脳の矢状断の正中像で前頭葉の後下端と脳梁膨大部の下端を結ぶ線（黒矢印）に平行な薄いスライス（左側）とそのスライスに直交する薄いスライス（右側）を FLAIR で撮像する. STIR 画像では，海馬の内部構造を確認できるとされている.
海馬に平行なスライスは，OM ラインに平行なスライスとは逆傾斜を有するスライスであることがわかる.
海馬スライスでは，左右の海馬所見を比較検討できる点がすぐれている. 両側性の異常所見もあるが，たいていは左右差が認められる. 左右の海馬が長軸に平行に頭部から尾部まで描出され，白矢印で示されているように右の海馬が左に比して明瞭に萎縮して細くなり，高信号（白く）描出されて海馬萎縮・硬化があることが認められる.

―てんかん発作をまず疑う―

　てんかんの診断には，「てんかん発作であるかも知れない」ということをまず疑うことが大切である.

- 突然に症状が起きることを発作という.
- 一定の時間持続して元の状態に戻ることを発作という.
- 2回以上同じような症状が起きればてんかん発作らしい.
- 脳血管性発作や心臓由来の発作を鑑別する必要がある.

5 てんかんには 4 つのタイプがある

　「てんかん」は病気の名前で，症状が「てんかん発作」である．

　以下のようにまず 2 つのタイプ（1.と 2.）に分類する．さらに，てんかんを生じる原因により 2 つのタイプ（3.と 4.）に分類する（**表 1**）．

- ●脳波異常も明瞭な違いがある．
- ●薬剤治療も第一選択薬が異なる．
- ●MRI 異常の有無で分類する．

　タイプによって，両者の違いをまずマスターすることがてんかん攻略の近道である．

1. 全般てんかん→ 全般起始発作 ← 脳波で全般性棘徐波複合

　特定の脳局所から発作が起きるわけではなく，脳全体が一気に発作に巻き込まれるようなてんかんをいう．

　第一選択薬は，バルプロ酸（デパケン R®，セレニカ R® など，R は徐放錠を意味する），ラモトリギン（ラミクタール®），レベチラセタム（イーケプラ®）．

- ・後述するが，バルプロ酸は，催奇形性が高いために妊娠適齢期の女性には投与すべきでない．
- ・焦点てんかんの第一選択薬であるカルバマゼピン（テグレトール®）を誤って選択すると発作が増悪することがあるので注意が必要である．

2. 焦点てんかん→ 焦点起始発作 ← 脳波で局在性棘波や鋭波

　特定の脳局所（焦点）からてんかん発作が生じるようなてんかんをいう．

　第一選択薬は，カルバマゼピン（テグレトール® など），ラモトリギン（ラミクタール®），レベチラセタム（イーケプラ®），ラコサミド（ビムパット®），ペランパネル（フィコンパ®）など．

3. 特発性てんかん

　脳自体には MRI などで異常がない（てんかん原性病変が明らかでない）

てんかんである．年齢依存性の小児てんかんなどが含まれる（約70%）．若年発症てんかんは圧倒的に特発性が多く80%を超えるてんかんがてんかん原性病変を欠いている．多少の遺伝素因が疑われる．

4．症候性てんかん

　脳のどこかにてんかんの原因となる異常（てんかん原性病変）がある．脳全体の異常や局所的な異常がMRIなどでみつかる場合をいう．しかし，症候性と考えられてもMRIを詳細に検討しても病変が視認できない場合が少なくない．このような場合，MRI異常のない難治てんかんは外科治療成績があまりよくない．

　成人てんかん患者では，脳外科的な脳病変（脳卒中，脳腫瘍，頭部外傷などが原因）によりてんかんが生じているてんかんが多い．

　高齢発症てんかんでは，微細な脳血管性の原因が多い特徴があるが，脳の老化に起因すると考えられる．MRIでも明らかなてんかん原性病変を指摘できないことが多い．

表1　てんかん分類（1989年分類改変）

	全般てんかん	焦点てんかん
特発性	小児欠神てんかん 若年ミオクロニーてんかん 若年欠神てんかんなど	中心側頭部棘波小児良性てんかん 後頭葉突発波小児てんかん　など
症候性	ウエスト症候群 レノックス・ガストー症候群など	側頭葉てんかん（高齢発症てんかんを含む） 前頭葉てんかん 頭頂葉てんかん 後頭葉てんかん　など

前述の4つのてんかんのタイプを表にすると理解しやすい．
- **特発性全般てんかん**は，小児期あるいは若年期に発症し予後は良好．全般起始の起始を省略している．
- **特発性焦点てんかん**は，年齢依存性てんかんの多くが含まれ，小児期に発症して，総じて薬剤によく反応して発作寛解率が高い．焦点起始の起始を省略している．
- **症候性全般てんかん**は，乳幼児期に発症し非常に難治な症例が多く含まれる．先天的，生下時あるいは乳児期の脳障害を原因としていることが多く，専門医による治療が不可欠である．
- **症候性焦点てんかん**は，全年齢で発症し，50%くらいが難治例であり，その場合はてんかんセンターなどに紹介することが賢明である．
- **症候性てんかん**は，薬剤難治な症例が多いため，てんかんセンターでの外科治療を含む高度医療が必要となることが多い．薬剤難治例は，薬剤治療で発作抑制される可能性が極めて低く，てんかん性脳症やてんかん精神病などの合併を防止するためにも，早期の外科治療が薦められる．

6 初診時の訴えと問診のコツ

はじめて来院した「てんかん」が疑われる患者の診察にあたって，問診の糸口は2つある．
1）患者の年代を考慮すること．
2）発作症状の特徴から発作型を分析すること．

1 てんかん診断の年代別予想

患者の年代は，てんかん診断の大きなヒントである．
年齢を確認して，予想しよう．
てんかん診断を予想して問診を組み立てることが大切である．

1-1 小児期（小中学生）の初発てんかん

年齢依存性の良性てんかんが多い．この症候群は，若年以降のてんかん群とはかなり異なっているため，別格として扱うことにする．そのほかに難治な場合は脳に器質的てんかん原性病変があることが多く，外科治療が考慮されなければならない．

1．良性小児てんかん………………………………………………………………
- 小児欠神てんかん（典型的な欠神てんかん）
- 中心・側頭葉棘波を伴う良性小児てんかん（BECTS）
- 小児後頭葉てんかん（ガストー型特発性小児後頭葉てんかん）

2．小児難治症候性焦点てんかん………………………………………………
- 限局性皮質異形成

症候性焦点てんかんの1つである．非常に難治な焦点てんかん発作を発症する．発作頻度は日単位にもなる．薬の効かないてんかん発作で早期の外科治療が計画されなければならない．

●結節性硬化症

遺伝性あるいは孤発性の難治てんかん症候群の1つである．多発性の皮質結節がMRIで確認できれば可能性が高い．すべての結節がてんかん原性を示すわけではなく，てんかん原性を示す皮質結節を含めてその周辺に存在する焦点を切除すると発作がコントロールされる．

●海綿状血管腫

これも遺伝性あるいは孤発性の難治てんかん症候群の1つである．多発性や家族性の場合は遺伝性の可能性がある．血管腫とその周囲に存在するヘモジデリンの沈着部位を切除すると発作コントロールが可能になる．

●脳腫瘍

（特に Dysembryoplastic neuroepithelial tumor が多く DNT と略称されている）

先天性の脳腫瘍が多く，難治である．MRI では T2 強調画像で皮質から白質にかけて白くみえる特異的な所見を示して診断は比較的容易である．この腫瘍も MRI の異常所見とその周辺に存在する焦点を同時に切除する必要がある．

●内側側頭葉てんかん

まれに発症する．10歳前後の発症が多い．中学生で外科治療ができて発作が消失した症例では，薬剤治療を中止できて完全治癒する例が多いのも特徴である．

●そのほか

乳児期の脳挫傷などがてんかん原性となり，難治な症候性焦点てんかんを発症することがあるため外科治療を考慮しつつ薬剤治療を試みる．

1-2 高校生（若年者）の初発てんかん

- 若年ミオクロニーてんかんが最多である．
- 若年欠神てんかんは比較的少ない．
- 覚醒時大発作てんかんはまれである．
- 内側側頭葉てんかんの発症があり得る．
- 症候性焦点てんかんの発症もある．

1-3 成人の初発てんかん

- 内側側頭葉てんかんが最多である.
- 症候性焦点てんかんも多い年代である.
- 脳卒中, 脳外傷, 脳腫瘍, 脳血管奇形などてんかん原性の脳疾患の検索が大切で, 脳外科的てんかんといえるてんかんが含まれる.
- 心因性非てんかん発作も多いので要注意である.

1-4 高齢者の初発てんかん

- 高齢発症内側側頭葉てんかんが最多である.
- 一過性てんかん性健忘症候群も著しい増加傾向にある.
- 意識消失発作は失神などとの鑑別が大切である.
- 高齢者の薬剤治療においては, 他疾患で薬剤治療を受けていることが多く, 肝機能や腎機能が問題になる場合があり, 薬剤選択には相互作用の少ない抗てんかん薬を選択する.

2 初発のてんかん発作

　小児てんかんは少し特殊な発作型が多いので, 良性小児てんかんの項を参照してほしい. ここでは, 若年（高校生）以降, 高齢者までのてんかん発作を分類して診断することを目指す.

　初診時の訴えは, ほぼ3つに大別できる.

1) 全身けいれん発作
2) 意識消失発作
3) 記憶障害発作

　年齢を考慮しつつ問診し, 主訴となる発作症状のほかにも付随する発作症状を見逃さないことが大切である. 付随する発作症状が診断の決め手になることも少なくない. 高齢者は全身けいれん発作での発症が少ない. 若年者の記憶障害発作は少ない.

　てんかん発作は, 定義のところで述べたように, 「突然に起こり, 普通とは異なる身体症状や意識, 運動および感覚の変化が生じる. 明らかなけい

表 2　初診時の訴えと年代別てんかん鑑別診断の要点

主　訴	年　代	付随発作症状	診　断
全身けいれん 発作	若年者	ミオクロニー発作	若年ミオクロニーてんかん
	成　人	意識減損発作	内側側頭葉てんかん
		意識消失発作	心因性非てんかん発作
意識消失 発作	若年者	全身けいれん発作	若年欠神てんかん
		なし	失神
	成　人	全身けいれん発作	内側側頭葉てんかん
			心因性非てんかん発作
		なし	失神
	高齢者	記憶障害	高齢発症内側側頭葉てんかん
			（意識減損発作重積）
		なし	失神
記憶障害 発作	成　人	意識減損発作	内側側頭葉てんかん
	高齢者	意識減損発作	一過性てんかん性健忘症候群

れんがあればてんかんの可能性が高い」ということであり，初発の発作は普段とは異なる状況が比較的はっきりしているために，本人よりもむしろ家族やパートナーに強い印象が残っていることが多い．発作の可能性がある普段と異なる状況について聞き出すことが大切である．

　表 2 のように，初発発作と年代別の鑑別のほかに付随するてんかん発作症状を加味するとてんかんの鑑別診断が可能である．頻度の高いてんかんは，この表にすべて含まれる．また，非てんかん発作も加えて鑑別しやすいようにしている．

2-1　全身けいれん発作

「全身けいれんがありました」

「四肢がけいれんしました」

　この訴えは，てんかん外来では最も多い主訴であるが，救急の現場でも最も多い主訴である．そうでなくとも，全身けいれん発作で初発するてんかんは圧倒的に多い．教科書的には，全身けいれん発作は強直間代発作という．この本では，けいれん発作がわかりやすいため，全身けいれん発作のうち全般起始の発作は全般けいれん発作，焦点発作の二次性全般化発作は両側けいれん発作という表現にして全般てんかんと焦点てんかんを区別

した.

てんかん発作は,全身けいれん発作以外にもいろいろな種類の発作があるが,全身けいれん発作は最もてんかん発作らしい症状のため,素人的にもてんかん発作と認識しやすい.昔から「泡を吹いて引きつけた」「目が上を向いて青くなってけいれんした」などの表現がされてきた.突然意識を失って倒れ,同時に全身の筋肉がほぼ対称的にガクッガクッとけいれんするためにてんかん発作という認識が容易な発作であろう.

非対称性の場合は,てんかんでない可能性もあるため,十分な検討が必要である.両眼球がどちらかに偏倚したり上転したり,舌を咬んだり尿失禁がみられる場合もある.

1. 若年ミオクロニーてんかん

若年者(主として高校生時代に発症する場合)に多く,全般けいれん発作で発症して診断されるてんかんである.このてんかんは若年者の最多のてんかん発作である.治療にはよく反応するが,未治療では発作が頻発する.

ミオクロニー発作がけいれん発作より高頻度に認められるため2つの発作型が併存すれば,てんかん診断はむずかしくない.怠薬すると全身けいれんで搬送されることが多いのも特徴で,体重の大きな男子では,発作を完全に消失させるために過量の薬剤を必要とすることがある.

2. 若年欠神てんかん

小児期から連続して欠神発作が続いていることもあり,全身けいれん発作で発症することもある.高校生以上になって全身けいれん発作で発症しても欠神発作が頻発していれば若年欠神てんかんと診断できる.

3. 覚醒時大発作てんかん(覚醒時全般強直間代発作)

若年者から成人まで広い年代で全身けいれんを発症する珍しいてんかんである.ピークは10代であるが,覚醒時という名前がついているように,起床後2時間以内(夕方にも起きやすいという)に全身強直間代発作(いわゆる大発作)が出現しやすい.やや男性に多い.特発性全般てんかんに含まれ,脳波で全般棘徐波複合が認められ,バルプロ酸によく反応して発作が消失する.

4．心因性非てんかん発作 (psychogenic non-epileptic seizure：PNES)

　全身けいれん発作のようになることがあるので鑑別が大切である．以前は偽発作やヒステリー発作ともよばれた．精神科では，転換性障害や解離性けいれんに分類される．心因性とあるように患者が自分自身を制御できなくなって生ずる発作とされている．ほかの精神障害の合併が多い．全身けいれん様の発作ではなく，長時間の意識消失と無反応を示すタイプもある．

　救急現場における PNES は頻度が高く，けいれんで搬送される 20〜50％が非てんかん発作ともいわれている．発作型だけではてんかん専門医でも見分けることが困難な PNES もあるので，診断には脳波記録が不可欠である．けいれん様の動きが弱まったときに，脳波の基礎律動が正常でてんかん性異常波がないことを確認する．

　ビデオ脳波記録は，鑑別診断やカウンセリングに有用であり，患者がビデオをみて自分の発作を受け入れると発作が出なくなることも多い．精神科的認知行動療法が有効である．

　PNES が繰り返し連続するとてんかん重積状態と間違われて，挿管されて全身麻酔管理がされることがあり，なかには気管切開されたという話まである．患者本人が自分を抑制できないため，麻酔で眠らされれば発作は消失するが，覚醒すればすぐに全身けいれん様の発作を繰り返すのが特徴である．ストレスにより発作を出す場合がある．ストレスとなっている職場や学校を変わることで発作が出なくなることがある．**表3**に PNES の特徴と鑑別の要点を示す．

5．焦点てんかんの二次性全般化発作（焦点両側けいれん発作）

　頻度の高いのは，内側側頭葉てんかんの焦点から全般性に伝播して生ずる両側けいれん発作である．脳の局所（てんかんを発生させる部分を焦点という）からてんかん発作が起こり，てんかん発作が神経のネットワークを介して脳全体に伝播して広がっていくと，全身（両側）のけいれん発作という表現型に進展していくことをいう．未治療の焦点てんかんが発症するときには，前段階の発作型の認識なしで，いきなり両側けいれん発作が生じててんかんと診断されることが多い．

表3　心因性非てんかん発作（PNES）の鑑別診断の要点

- 救急現場で頻度が高い（けいれん患者の 20〜50%）
- 全身けいれん様の発作でけいれんの左右非対称が目立つ
- 持続時間が長い（5 分以上でけいれん重積と見誤る）
- 短時間のインターバルで繰り返す（てんかん発作重積以外では発作は繰り返さない）
- 周囲からの刺激に反応し開眼する（意識が保たれる）
- 身もだえや腰振り，首振りなどの不規則運動
- 女性に多い（3：1）
- 精神遅滞に合併しやすい
- 睡眠中には起きない
- 他人のいないところでは起きない
- 咬舌はない
- 尿失禁はない
- 麻酔薬や鎮静剤のみに反応して抑制されるが覚醒するとすぐに発作がはじまる
- 真のてんかん発作に合併することがある（5〜20%）
  （両者の合併例が最も診断に困る）

表4　全身けいれん発作の鑑別点

側頭葉てんかん	全般てんかん	PNES
意識保持発作	全般けいれん発作	全身けいれん発作様
↓進展	ほぼ対称性	非対称性，部分性が多い
意識減損発作		
↓進展		
焦点両側けいれん発作		
対称性の強直間代けいれん チアノーゼ，共同偏視		

6．全身けいれん発作の鑑別＊14（表4）

　典型的な側頭葉てんかんでは 3 段階の発作型が明瞭に区別され，発作の進展様式が確認できることがある．焦点起始で両側けいれん発作に進展するといわゆる全身けいれんとして鑑別が必要になる．一方，全般てんかん

＊14：全身けいれんの問診のコツ
- 四肢のけいれんが左右対称か？　非対称はないか？
- 上肢と下肢でけいれんに違いはないか？
- 意識はないか？　あるか？
- 眼球はどちらを向いているか？
- けいれんの直前はどのような状況であったか？
- 舌や口唇を咬んだことはないか？
- 尿失禁はあったか？

などを質問しながら鑑別をすすめる．

表 5　一過性意識消失発作

1. てんかん発作
2. 失神
1) 反射性失神
血管迷走神経性失神，頸動脈洞症候群，状況失神
2) 起立性低血圧
3) 心原性失神
3. 心因性非てんかん発作
4. 一過性脳虚血発作

の全般けいれん発作はいきなり全身のけいれん発作が生じる．心因性非てんかん発作は一見して全身性のてんかん発作に酷似しているが，左右非対称のことが多く，**表 3** の要点，**表 4** の鑑別点をもとに鑑別しておく必要がある．

2-2　意識消失発作

「意識をなくしました」

「ボーっとしてわからなくなりました」

「気を失って倒れました」

　このような主訴もてんかん患者の初診時に多く認められる．

　通常は一過性に意識障害を生じて倒れるような発作であるが，1〜2 分以内に自然に回復し後遺症を出さない．持続時間によっても鑑別できることがある．

　救急受診患者の 3〜5% が失神であるとされており，まずてんかん発作なのか失神なのかを鑑別する必要がある．年齢によって，失神状態が少し異なるので，年齢的要素も考慮する必要がある．高齢者では失神も多いため，てんかんと失神の鑑別は極めて重要である（**表 5**）．

　意識をなくしたあと，しばらくして全身けいれん発作に移行する場合も少なくない．p.24 で述べたように，二次性全般化発作（焦点両側けいれん発作）という言葉もある．

1．てんかん性意識消失発作

　てんかん性の意識消失発作には以下のようなものがある．

表6　若年欠神てんかんと失神との鑑別診断

	若年欠神てんかん	失　神
前　兆	なし	眼前暗黒感
発作頻度	多い，繰り返す	まれ
持続時間	長い	短い
表情の変化	無表情	顔面蒼白
けいれんの合併	全身けいれん	数秒のけいれん
発作状況	熱感受性あり 入浴中 前駆症状なし	立位のときが多い 失禁はまれ
脳波異常	あり	なし

若年欠神てんかんは，持続時間が短いことも多くので，持続時間では鑑別が困難なことが多い．発作頻度の違いが有力な鑑別点になる．入浴時に発作が多いなどという熱感受性はてんかん発作の特徴の1つである．

1）若年欠神てんかん

典型的な意識消失発作であるが持続時間が短く発作頻度が高い（日単位の発作）．若年欠伸てんかんと失神の鑑別点は**表6**を参照．

2）内側側頭葉てんかん

意識減損発作がある．これは持続時間が長いのが特徴で，動作停止し一点凝視の後，意識のない状態で口部自動症や四肢の自動運動などがみられることがある．発作頻度は週1回程度である（週単位の発作）．

3）非けいれん性複雑部分発作重積

高齢発症てんかんの女性に比較的多い．発作頻度は高くない．意識減損してボーっとしたような反応の鈍い状態が数時間から半日以上も続くことが特徴でそのような状態が続いているときに脳波を検査しないと確定診断がつきにくい．普通どおりの行動をしているにもかかわらず，もうろうとして記憶が曖昧な状態が数時間以上長く続く．

2. 失　神

1）迷走神経反射による失神

この失神が最も多い．けいれんを伴ったからてんかんという短絡的診断は成り立たない．けいれん性失神というものもある．ほかに，頸動脈洞症候群や状況失神，起立性低血圧などがある．失神とてんかん性意識消失発作の鑑別は**表5**を参照．また，失神と若年欠神てんかんとの鑑別点は**表6**

表7 心原性失神の種類

| 1. QT 延長症候群 |
| 2. 房室ブロック |
| 3. 心筋症 |
| 4. 徐脈性心房細動 |
| 5. 心筋梗塞 |
| 6. WPW 症候群 |

てんかん臨床の場で遭遇する心原性失神は，QT 延長症候群や房室ブロックが多い．脳波記録に際して，必ず心電図も同時に記録しておくと，心原性失神の可能性を見逃さないですむ．
心原性失神はいずれも失神予防のためにペースメーカー埋込などの治療が必要である．致死的な発作にならないうちに速やかに治療可能な施設に紹介するべきである．

を参照．

2）心原性失神

一度の失神発作の後の死亡率が 18〜33% と心臓突然死リスクの高い心疾患が隠れているために，見逃すと怖い．高齢者では，特に心原性失神を見逃さないようにしなければならない．心原性失神で遭遇しやすい心原性異常は**表7**を参照．脳波と心電図（1 チャンネル）は必ず同時に記録するようにするとよい．不整脈などの心電図所見を見落とさないことが大切である（**図8**）．心原性失神が疑われる場合，ホルター心電図による鑑別診断が必要になることが多い．

3）心因性非てんかん発作

この場合は，全身けいれん様の発作になることが多いが，意識消失発作を示す場合がある．意識消失の時間が非常に長いのが特徴で，痛み刺激にも反応が消失して深昏睡様になることもある．脳波記録がないと，てんかんかどうか鑑別できない．

4）一過性脳虚血発作

一時的に脳血流が低下したり途絶することで意識を消失する発作をいう．意識消失時間は様々であるが，てんかん発作より長い傾向がある．これを鑑別して除外しておかないと近い将来に脳卒中を発症する前触れであることが多いので要注意である．意識消失以外の視力消失や片麻痺・しびれなどの一過性症状があれば，疑いやすい．

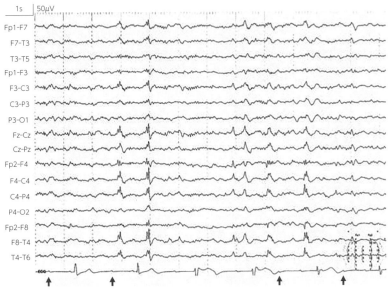

図8　一過性意識消失発作の脳波→実は房室ブロック
この症例はもともとてんかんの患者で，薬剤治療で発作は消失していたが，高齢になって
から意識消失発作を起こすようになり，再度紹介されて受診した.
脳波では棘波はあるが，心電図異常（房室ブロック，矢印）も明らかである．意識消失発
作はてんかん発作ではなく失神と診断され，治療のために治療可能な施設に紹介された.

2-3　記憶障害発作

「ときどき記憶が変です」

「最近物忘れがひどいです」

「行動がおかしいときがありました」

　これらの初診時の訴えは，比較的高齢者に多いものであり，若年者や成
人にはほとんどない.

1．高齢発症てんかん

　けいれんで発症することがまれで，比較的長い記憶障害が問題になるこ
とがある．数時間から長いと一日くらいの行動を全く覚えていないことが
ある．その間の行動は一見普通にみえるので，本人がその間のことを覚え
ていないことで記憶障害発作が判明する場合が多い．認知症と間違われる
てんかんである．治る認知症ともいわれる．認知症との鑑別点は，発作時

以外は記憶障害がないことであり，認知症状が進行しないことである．

2. 一過性てんかん性健忘症候群 (transient epileptic amnesia syndrome：TEA)

けいれんや意識障害の発作は認められないのに，一過性の健忘症状，特にエピソード記憶の障害が目立つ症状として最近注目されている．記憶障害発作のほかに軽度の意識減損が認められることがある．側頭葉のてんかん性異常波の有無を検索しないと診断できない．診断がついたら，比較的低用量の抗てんかん薬の服用で記憶障害が速やかに消失することが多い．治る認知症として注目されている．抗てんかん薬を服薬しはじめると生活状況が一変し，普通の生活に戻ることができて，大いに感謝される．

3. 内側側頭葉てんかんの記憶障害

若い患者が記憶の異常を訴えるのは付随的な症状であることが多い．側頭葉てんかんでは発作後の記憶消失や，意識消失よりも前に déjà vu（デジャヴ）などが起きる．デジャヴは既視感と訳されるが，実際には過去に体験したことがないのに，過去の体験の記憶としてフラッシュバックするような感覚のことである．また，両側性内側側頭葉てんかんの患者では，日常的な記憶の異常を自覚していることもあり，他者から指摘される場合もある．

また発作後の記憶障害のために，発作があったことすら自覚していないことがあるので注意が必要である．実際には難治に経過しているのに，患者が独りで来院すると「発作はありません」と発作が完全に抑制されているという誤認の原因になる．開業医でそのことが原因でトラブルに発展した例がある．そのため，家族やパートナー，友人に同席してもらって，発作が本当に完全に消失しているかどうかを確認することが定期的に必要である．

7 てんかんの薬剤治療

☑ 治療の基本は薬剤治療である.
☑ 有効で副作用の少ない薬剤が第一選択薬となる.
☑ 治療のゴールは，発作の完全抑制（部分的な抑制では意味を成さない）と普通の人と同等の QOL を得て社会復帰することである.

　てんかん発作のために阻害されている自動車運転，就職，結婚などを患者があきらめないようにするためには，発作の完全抑制が治療を行う医師に求められる.

　公共交通網が十分に整備されていない地方においては，発作のために運転できないということは，生活そのものに影響する大問題である. 発作の完全抑制の重みは計り知れない.

　また，若年から生涯服薬を続ける必要があるてんかんが多く，副作用の少ない薬剤を選ぶことが患者にとっては最大の利益である.

1 適切な薬剤選択

　適切な第一選択薬の単剤治療が基本で，それが適正であれば最も有効性が高い. 主要薬剤の基本的な作用機序と主たる副作用は知っておく必要がある（表8，表9）.

　新規抗てんかん薬の中にはまだ単剤投与が認められていないものがあるので，注意が必要である. ガバペンチン（ガバペン®）やトピラマート（トピナ®）はまだ単剤投与が認められていない. ラモトリギン（ラミクタール®），レベチラセタム（イーケプラ®），ラコサミド（ビムパット®），ペランパネル（フィコンパ®）は単剤投与が認められている.

全般てんかんと焦点てんかんで薬剤選択が異なる．発作の種類によって有効な薬が異なるため，パターン化して第一選択薬を覚えよう．

　多剤治療による有効性は低いので，できる限り単剤治療とする．無効な場合は完全に変更する．

　多剤併用は2剤までが基本で，それ以上併用しても併用効果はほとんどない．2剤試してもコントロール不良ならば専門医に紹介しよう．

　薬剤治療の基本は低用量からはじめ，増量する場合でも段階的に「ゆっくりと時間をかけて」増量を心がける．添付文書の記載よりもゆっくりでよい．

　また，断薬や変更の場合も急な減薬はさけるべきであり，段階的に行い，発作状況や生活状況を含めて経過観察することが必要である．急激な変更によって発作が再発する場合があるため，この場合も「ゆっくりと時間をかけて」が基本である．

　ガバペンチン（ガバペン®），レベチラセタム（イーケプラ®）やラコサミド（ビムパット®）は，主として腎代謝され，ほかの薬剤との相互作用がほとんどない．そのため，ほかの合併症で内服治療中の高齢者には選択しやすい薬剤ということができる．

　肝代謝を受ける従来薬を服薬すると肝機能障害を生じやすい．自覚がなくても職場健診などで肝機能障害を指摘されて困惑する患者が少なくない．腎代謝の新規抗てんかん薬に変更することで肝機能障害がなくなって喜ぶ患者がいることを経験し，薬剤選択の大切さを教えられる．

薬剤選択の基本

1. 発作型にあった薬剤を選択する．
2. 作用機序より副作用を重視して選択する．
3. 副作用の表れかたは患者の個人差が大きいことを考慮して選択する．
4. 年齢・性別を考慮して最適な薬剤と適正量を選択する．
5. 新規抗てんかん薬が有効性・副作用のいずれでも従来薬よりすぐれる．

表8 主要抗てんかん薬の主な作用機序

番号	抗てんかん薬	一般名	略語	作用機序
1	アレビアチン®	フェニトイン	PHT	①
2	フェノバール®	フェノバルビタール	PB	⑤
3	プリミドン	プリミドン	PRM	⑤
4	テグレトール®	カルバマゼピン	CBZ	①
5	デパケン®	バルプロ酸	VPA	④⑧
6	エピレオプチマル®	エトスクシミド	ESM	④
7	エクセグラン®	ゾニサミド	ZNS	④⑧
8	マイスタン®	クロバザム	CLB	⑤
9	リボトリール®	クロナゼパム	CZP	⑤
10	ガバペン®	ガバペンチン	GBP	③
11	トピナ®	トピラマート	TPM	⑧
12	ラミクタール®	ラモトリギン	LTG	①
13	イーケプラ®	レベチラセタム	LEV	⑥
14	フィコンパ®	ペランパネル	PER	⑦
15	ビムパット®	ラコサミド	LCM	②

Na イオンチャンネル阻害	①急速な不活化を促進
	②緩徐な不活化を促進
Ca イオンチャンネル阻害	③P/Q 型 Ca イオンチャンネル
	④T 型 Ca イオンチャンネル
GABA 関連	⑤GABA 受容体活性
⑥シナプス小胞蛋白 2A 結合	
⑦AMPA 受容体阻害	
⑧複数の作用機序	

10〜14 は新規抗てんかん薬（太字は新たな作用機序）
10，11 は単剤投与不可（2020 年 3 月現在）

表9　主要抗てんかん薬の主な副作用と主な代謝経路

番号	主な抗てんかん薬	主たる副作用	代謝経路
1	アレビアチン®	**歯肉増殖，多毛，小脳萎縮，** 不随意運動，骨軟化症，肝機能障害	肝
2	フェノバール®	**不穏，多動，** 痤瘡，呼吸抑制，眠気	肝＞腎
3	プリミドン	小脳失調，一部がフェノバルビタールに変化	肝＞腎
4	テグレトール®	**薬疹，** 眠気，低 Na 血症，めまい，白血球減少，肝機能障害	肝
5	デパケン®	**眠気，食欲低下，食欲亢進，脱毛，振戦，高アンモニア血症，体重増加**	肝
6	エピレオプチマル®	薬疹，SLE 様症状，再生不良性貧血，血小板減少，眠気，行動異常	肝＞腎
7	エクセグラン®	**発汗減少による熱中症，腎・尿路結石，** 抑うつ	肝＞腎
8	マイスタン®	**呼吸抑制，気導分泌過多，** 依存症	肝
9	リボトリール®	**鎮静，眠気，呼吸抑制，** 依存症	肝
10	ガバペン®	**急性腎障害，** 高齢者で眠気やふらつき	**腎**
11	トピナ®	**発汗減少による熱中症，腎・尿路結石，** 抑うつ，緑内障，代謝性アチドーシス	肝＜腎
12	ラミクタール®	**薬疹，** 無菌性髄膜炎，デパケンとの相互作用	肝
13	イーケプラ®	**易興奮性，ふらつき，** 口内炎，精神症状	**腎**
14	フィコンパ®	**めまい，易刺激性**	肝
15	ビムパット®	**めまい，頭痛**	**腎**

3　女性患者には要注意な抗てんかん薬

　催奇形性や授乳などが問題になる抗てんかん薬があり，女性患者に薬剤選択をする場合に注意する必要がある．

- バルプロ酸（デパケン R®，セレニカ R® など，R は徐放錠の意味）は催奇形性が高いため女性に対する投与は控えるべきであるという勧告が出ている．
- バルプロ酸は半減期の短い薬剤であるため，急激な血中濃度上昇による副作用を防止し，有効血中濃度を長時間維持するために徐放錠を選択することが薦められる．
- バルプロ酸内服の母親から生まれた児は知能が低い可能性があるとされている（服薬用量に依存するようである）．
- 女児であっても薬剤治療は一生続く可能性があることを考慮して第一

選択薬を選ぶ必要がある.

●若年全般性てんかんは，怠薬や断薬で90%以上の患者で発作が再発するといわれており，生涯抗てんかん薬を服薬し続ける必要があると考えられるため，第一選択薬はバルプロ酸（デパケンR® など）を避けるべきである.

●バルプロ酸（デパケンR® など）以外には有効でない場合は，低用量で発作抑制が維持できるようにすべきである.

●新規抗てんかん薬は，総じて副作用が低い．女性に従来薬を選択する場合は，バルプロ酸以外であっても催奇形性について十分な説明が必要である．用量依存性に催奇形性が高まる可能性もあるので，可能な限り用量は抑える必要がある.

●授乳が児に影響する薬があるので，考慮する必要がある．乳汁に移行した抗てんかん薬の影響で児が傾眠になることが指摘されているフェノバルビタールやプリミドン，レベチラセタムなどの薬剤がある.

4 抗てんかん薬の催奇形性

抗てんかん薬を服薬していなくても，新生児の約2～4%に大奇形発現のリスクがあるとされている.

しかし，抗てんかん薬のうち従来薬を投与すると用量依存性に有意に大奇形発現率が高いことはよく知られている．加藤昌明先生がまとめた単剤投与時の大奇形発現率は，参考になるので引用して追加改変し図9を作成した.

最もリスクの高いのは，バルプロ酸（デパケン® あるいはセレニカ® など）で，用量依存性にリスクが高まる．ほかの従来薬であるフェニトイン（アレビアチン®）やフェノバルビタール（フェノバール®）などでも倍近いリスクが報告されている．カルバマゼピン（テグレトール®）も用量依存性にリスクが高まるとされている．従来薬では用量依存性に催奇形性は高まると理解しておいたほうがよいので，可能な限り低用量にとどめるべきである．低用量でプリミドンやカルバマゼピンを服薬して出産した例では，

抗てんかん薬	0	2	4	6	8	10	12	14	%
コントロール	=======								
アレビアチン®		===========							
フェノバール®		========							
プリミドン								=	
テグレトール®		========							
デパケン®				==============					
エクセグラン®	=								
マイスタン®	?								
リボトリール®			====						
ガバペン®	=====								
トピナ®			======						
ラミクタール®		======							
イーケプラ®	=====								
フィコンパ®	?								
ビムパット®	?								

図 9　単剤治療時の大奇形発現率
（加藤昌明：てんかん研究 33：116-125，2015 より改変）

大奇形の報告はないようである．

　婚前妊娠例も増えており，指導がむずかしくなっているが，女性の患者には受診ごとに常に指導することが大切である．エトスクシミドも催奇形性があると報告されており（併用薬による可能性が高いが）要注意である．

　欧米でバルプロ酸（デパケン® など）を高用量で服薬している母親から生まれる児の知能が低いという研究があり，どうしてもバルプロ酸から他剤に変更できない場合は，可能な限り低用量の内服で維持すべきである．

　従来薬を服薬していて妊娠する場合，妊娠前から分娩が終了するまで実際の服薬量と血中濃度モニターを定期的に行って，産科医と連携しながら管理することが必要である．

　レベチラセタム（イーケプラ®），ラモトリギン（ラミクタール®）やゾニサミド（エクセグラン®）は催奇形性が低いとされていて比較的安全である．ラコサミド（ビムパット®）やペランパネル（フィコンパ®）はまだ十分なデータが明らかになっていない．

　エトスクシミド（エピレオプチマル®）は，13 名の新生児について調査を行い，2 名に口唇裂などの奇形を認めたが，母親はフェノバルビタール

やプリミドンを併用していたためエトスクシミドによるものかどうかは判然としないという.

5 抗てんかん薬服用中の授乳について

　適齢期女性に抗てんかん薬を処方する場合，催奇形性の問題以外に分娩後に母乳を赤ちゃんに与えてもよいかどうかの問題がある．これも，患者や家族が強く懸念する問題であるため，アドバイスができるようにしておくことが必要である.

　ガイドラインでは，抗てんかん薬を服薬中でも原則的に母乳を与えてもよいとされている．しかし，母乳を通して乳児にも抗てんかん薬成分が移行するため，全く問題がないわけではない.

　海外では，母乳の利点を生かすため，母乳移行薬剤による乳児の影響をヒトのデータに基づき正確に評価する考えかたが浸透しており，乳汁移行率より相対的乳児投与量（relative infant dose）を問題にしている（今日の治療薬 2018．南江堂）.

　しかし，わが国では抗てんかん薬の添付文書では，動物実験における母乳移行データをもとにほぼすべて「授乳を避けさせること」と記載されている．製薬メーカーや厚生労働省は，欧米並みに母乳移行薬剤による乳児の影響をヒトのデータに基づいて，M/P 比（乳汁中・血漿中濃度比），相対的乳児投与量などのヒト母乳への薬剤移行性あるいは乳児が母乳を介して摂取する薬剤量に基づき相対的乳児投与量を明記したうえで添付文書に見解を示すべきである.

臨床現場での実際の対応のしかた

- 半減期が長く催眠作用の強いフェノバルビタール（フェノバール®），プリミドン，クロナゼパム（リボトリール®）などの従来薬では，傾眠や脱力などの症状が臨床的に問題となることがある.
- レベチラセタム（イーケプラ®），ラモトリギン（ラミクタール®），トピラマート（トピナ®），ゾニサミド（エクセグラン®），エトスクシミ

ド（エピレオプチマル®）は乳汁移行率が高く，鎮静化などの乳児の状態の注意深い観察が必要である．

- 相対的乳児投与量は 10％ 以下であれば，授乳しても安全とみなされるが，小児科医から聞いた話では，レベチラセタム（イーケプラ®）服用中の母が母乳を与えた場合，眠ってしまう児が多いとされているので，注意が必要である．レベチラセタム（イーケプラ®）の相対的乳児投与量は 3.4〜7.8％ とされている．
- 一方，ゾニサミド（エクセグラン®）は，相対的乳児投与量が 28.9〜36.8％ とされており，ほかの抗てんかん薬に比べて極めて高い．さらに半減期の長い薬剤であり，乳児の観察をおろそかにしないことである．
- 定期的に母親の血中濃度モニターを行って，状況に応じて減薬する必要や母乳を控えるなどの対策を迅速に行わなければならない．

　母親の発作型によっては，授乳中の発作により児を落とす場合もあり，発作によって児に危害がおよぶことを想定して母乳を直接与えるのではなく，ほ乳瓶に入れた母乳を投与するなどの対策も必要である．母親が添い寝する場合も，発作によって児を圧迫することがないような配慮は常に必要であり，診察時には患者の状況を確認するとともに，注意喚起することが大切である．

　妊娠中だけでなく，出産時や産後も含めてストレスが高まることを懸念して家族のサポートは欠かせない．患者が独りのときには児を抱かないなどのアドバイスが必要となる．

　欠神発作などでは過換気で発作が出やすくなるため，自然分娩より帝王切開が必要なことが多く，産科医との連携が大切である．

表 10　若年全般てんかんに対する催奇形性を考慮した薬剤選択

若年全般てんかん	性別	選択薬（番号は選択順）
若年ミオクロニーてんかん	男性	1.　バルプロ酸（デパケン R® など） 2.　レベチラセタム（イーケプラ®） 3.　クロナゼパム（リボトリール®）
	女性	1.　レベチラセタム（イーケプラ®） 2.　クロナゼパム（リボトリール®）
	避けるべき薬剤：カルバマゼピン（テグレトール®）	
若年欠神てんかん	男性	1.　バルプロ酸（デパケン R® など） 2.　ラモトリギン（ラミクタール®） 3.　ゾニサミド（エクセグラン®） 4.　エトスクシミド（エピレオプチマル®）
	女性	1.　ラモトリギン（ラミクタール®） 2.　ゾニサミド（エクセグラン®） 3.　エトスクシミド（エピレオプチマル®）
	避けるべき薬剤：カルバマゼピン（テグレトール®）	

　若年全般てんかんに対する薬剤は発作型によって有効性が異なることが知られている．したがって年齢・性別を加味して有効な薬剤を選択する必要がある（表 10）．

　女性では妊娠適齢期の女性はバルプロ酸（デパケン R®）を避けるべきである．また少女であっても薬剤治療が生涯必要と判断されたらバルプロ酸は避けるべきである．

　また，焦点てんかんの第一選択薬であるカルバマゼピン（テグレトール®）は，全般発作を増悪する可能性があるので，選んではいけない．

　若年ミオクロニーてんかんでは，ミオクロニー発作よりも全般けいれん発作が大きな問題である．この発作型を完全に抑制しないと運転制限など社会生活の制約が多い．男性ではバルプロ酸で抑制できることが多いが，女性では催奇形性のためにバルプロ酸が忌避されるためレベチラセタム（イーケプラ®）が好まれる．レベチラセタムは，全般けいれん発作に対する適応が認められており，米国エキスパートオピニオン（2016）やてんかん診療ガイドライン（2018）でも選択度は高い．しかし，国内では現時点で全般けいれん発作に対するレベチラセタムの単剤使用は認められていな

い．男性でも，全般けいれん発作がバルプロ酸の大量投与でも難治な場合は，レベチラセタムを追加することでほとんどの例で抑制されている．

　筆者は，非常に難治な欠神てんかんの妊娠適齢期女性例を経験した．すでにバルプロ酸やラモトリギンも無効であった．ゾニサミドは発作を1/3に減少する効果があり，エトスクシミドは完全に欠神発作を抑制する効果があった．そのため，最終的にエトスクシミドを投与して発作抑制に至った．エトスクシミドを最初から選択しなかった理由は，過去の報告に口唇裂などの催奇形の報告があったこと．乳汁移行率が高いことを考慮したためであった．添付文書を読むと，催奇形性の報告は併用した薬剤（フェノバルビタールあるいはプリミドン）による可能性があることが明らかになった．新規抗てんかん薬が全く効果なかったことはかなりの驚きであり，逆に古典的薬剤に近いエトスクシミドを再評価できた症例であった．

　エトスクシミドは，添付文書の重要な基本的注意として，混合型発作では単剤投与により大発作の誘発または増悪を招くことがあるとされている．欠神発作のほかに全般けいれん発作の既往がある場合は，単剤投与による全般けいれん発作の再発の可能性を念頭に経過観察する必要がある．もし，欠神発作は完全抑制されても全般けいれん発作が再発する場合はラモトリギンを追加する必要がある．

　焦点てんかんと診断されたならば，第一選択薬として，レベチラセタム（イーケプラ®），ラモトリギン（ラミクタール®），ラコサミド（ビムパット®），カルバマゼピン（テグレトール®）が候補になるが，発作型によって多少選びかたが異なる．以下の米国エキスパートオピニオン（**表11**）が参考になる．

　レベチラセタム（イーケプラ®）やラコサミド（ビムパット®）は，主として腎代謝され，ほかの薬剤との相互作用がほとんどないため，他疾患で薬剤治療中の高齢者てんかんの患者に対しても安心して投与できるので，単剤で選択しやすい．しかし，腎不全がある場合は肝代謝のカルバマゼピンを選択するほうがよい．腎透析の予定がないときには特にこの点を考慮すべきである．

表11　焦点てんかんに対する初回薬剤治療の選択薬

焦点てんかんの対象となる発作型	Drug of Choice 50%の医師が極めて適切と評価	First line drugs 95%信頼区間の下限が6.5以上
意識減損発作	ラモトリギン（ラミクタール®）レベチラセタム（イーケプラ®）	カルバマゼピン（テグレトール®）ラコサミド（ビムパット®）
二次性全般化発作（焦点両側けいれん発作）	レベチラセタム（イーケプラ®）	カルバマゼピン（テグレトール®）ラコサミド（ビムパット®）ラモトリギン（ラミクタール®）

（米国エキスパートオピニオン 2016）

● もともと発達障害や知能障害を合併している症例は難治てんかんが多いのですぐに紹介しよう.

● 発作が止まりにくかったら抱え込まずに紹介しよう.

　独りで外来受診する患者は自分の発作を理解していないことが多いので要注意である.本人が「発作ありません」といっていても,実は家で発作を頻発している場合があるため,ときには家族から発作コントロールの情報を得ることが大切である.前医の紹介の遅れが問題となって訴訟寸前まで至った例がある.患者を抱え込むと将来訴訟問題に発展する可能性があるので,安易に考えないほうがよい.

　運転事故は訴訟問題につながるので専門医に解決を委ねることも必要である.米国では,主治医が民事訴訟で責任を追及されることがあるという.最近は,高齢者の交通事故問題も多発しており,自動車運転問題は,専門医に任せたほうがよい.

　結婚適齢期の患者に対する薬剤選択,服薬中の催奇形性,産後の授乳問題,さらには遺伝性の問題など,女性患者はコンサルテーションも煩雑であるから専門医に委ねたほうが賢明である.

　抗てんかん薬の選択が適切であれば,約7割が発作の長期寛解に至るとされている.長期寛解が維持された場合,小児では薬剤治療をやめたいという親や本人もいるが,成人では再発の危惧からやめたくないと考える患者が多くいる.実際に抗てんかん薬を中止できるのは多くない.むしろ手術後に発作が消失した場合のほうが薬を中止しやすいということが多い.小児と成人では,ガイドラインも考えかたが異なっている.

1. 小児てんかん・・

　小児では,良性の年齢依存性のてんかん症候群が多いため,薬剤を中止できる例は多い.また薬剤による副作用や学習機能,行動などに対する不

利益を払拭する意味でも，薬剤を中止するという意思は尊重しなければならない．したがって，特発性てんかんで発作が2～3年以上長期寛解し，脳波異常も認められなくなれば中止を考慮してもよい．中止して半年後や1年後に脳波検査を行って脳波異常がないことを確認しておけば服薬中止を継続することができるし，患者に対する説得力は大きいが，脳波が絶対に必要であることはない．良性で年齢依存性であることを考慮すれば，必ずしも脳波検査はいらない．再発するにしても1年以内が多いとされており，服薬を再開すればよい．成人よりは発作再発による影響は限定的である．症候性てんかんでは，薬剤治療の中止は困難であると考えておいたほうがよいし，最初からそのように説明をしておくとよい．

2. 若年全般てんかん

若年全般てんかんでは，断薬で9割以上が再発するといわれており，最初から生涯服薬することを義務づけることが大切である．寛解率が高いからといって，服薬中止の可能性に言及してはならない．断薬や怠薬で全般けいれん発作を生じて何度か救急搬送される経験によって，怠薬できないことを身をもって知ることになる場合が多いので，その都度指導することが必要である．

3. 成人てんかん

成人では，薬剤治療を中止できるようなてんかんはないと思ったほうがよい．数年発作が消失しているからといっても中止後の発作再発リスクが高い．発作が再発すると，社会的にも大きな不利益を被ることが多い．職場での問題や運転ができなくなる問題が生じてしまう．特に公共交通機関の発達していない地方では生活上の死活問題となりかねない．

難治てんかんに対する外科治療後に発作が消失している患者でも，完全に薬剤を中止することで再発に対する不安がかき立てられるために中止をしたくないという患者が実は多い．少量の抗てんかん薬が有効かどうかは別にして，抗てんかん薬を服薬している事実が再発に対する精神安定剤になっていることは否めない．無理をして薬剤中止を勧めて再発すると訴訟問題に発展する可能性も考慮しておく必要がある．

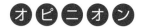

某先生からのEメールでの質問と回答（2015年11月11日）

質　問

　症例は51歳の女性です.

　17年前にてんかん発作があり，左F，C，Pに鋭波があり，脳神経外科医が「てんかん」と診断して，バルプロ酸単剤で治療開始，その後，開業医でバルプロ酸が継続投与されていました．しかし，最近2年間で，てんかん発作による交通事故を2回起こして来院しました.

　1回目は2013年4月，運転中に羞明感が強くなり，道路下の川まで車ごと落ちました．2回目は2015年10月，運転中に眠気が強くなり，縁石に乗り上げて自損事故を起こしました.

　このたび公安委員会の診断書を書くように依頼されましたので教えてください．質問は以下のとおりです.

1) 診断書はどのように対応したほうがよいでしょうか？
2) 現在，デパケンR® 3錠/日でフォローされていますが，薬剤調整が必要でしょうか？

回　答

1)「てんかん」と診断され治療されていますが，再発していますので「てんかん」の診断は間違いないものと考えます．公安委員会に提出する診断書は2015年10月の最終発作から2年間は運転不可と判定すべきです.
2) 発症年齢と脳波所見から焦点てんかんと考えられますので，そもそもバルプロ酸の選択は誤りです．さらに発作が再発していますので，薬剤調整が必要です．高齢になりつつある点，有効性と忍容性を考慮してレベチラセタム（イーケプラ®）単独療法への切り替えがおすすめです.

8 年代別てんかんの特徴と代表例

1 小児期のてんかん

　前述したように，小児期のてんかん症例の経験は少ないので，典型例を提示することができない．良性小児てんかんで説明した特徴をもとに，診断治療を進めてほしい．

1-1　良性小児てんかん

1．小児欠神てんかん

1）特　徴

- 年齢依存性てんかんで特発性全般てんかんである．
- 4～10歳に発症しピークは5～7歳である．
- 12歳くらいまでに寛解する．
- 発達は正常で，60～70%は女児である．
- 明らかな遺伝素因を認める．
- 発作の特徴は定型欠神発作を示す．
- 10秒程度持続する欠神発作である．4～20秒の持続時間である．発作頻度が多いのが特徴である．
- 発作中は動作が停止し，回復しない．倒れるようなことはない．目はうつろになり，不規則な瞬目もみられる．過呼吸で誘発されやすい．

2）検　査

- 脳波で，発作時の3Hzの棘徐波複合の繰り返しが両側同期性に認められる．過呼吸で誘発されやすいため脳波記録中に風車を吹いてもらうと，発作に伴って吹く動作が停止し棘徐波複合が記録されるので診断しやすい．
- MRI異常はない．

3）治 療
- 第一選択薬はエトスクシミド（エピレオプチマル®），バルプロ酸（デパケン®），ラモトリギン（ラミクタール®）で，単剤治療を行う.
- 第二選択薬はクロナゼパム（リボトリール®），クロバザム（マイスタン）.
- カルバマゼピン（テグレトール®）やガバペンチン（ガバペン®）は欠神発作を悪化させることがある.

2．中心・側頭葉棘波を伴う良性小児てんかん（BECTS）

このてんかん症候群は，中心・側頭葉棘波を伴う良性小児てんかん（benign epilepsy of childhood with centrotemporal spikes）と名前が長いためにBECTS（ベクツ）と略称されることが多い．Benignというように年齢依存性の良性てんかんの1つである．良好な年齢依存性てんかんであり，発症後2〜3年，遅くても16歳までに発作寛解に至るため，脳波上のローランド発射が残存していても2〜3年発作が抑制されていれば治療を中止してもよい．漫然と治療を続けるべきではないとされている.

1）特 徴
- 特発性小児焦点てんかんの20〜25％を占めて最多.
- 圧倒的に男児に多い.
- 好発年齢は4〜9歳（7〜10歳という成書もある）.
- 神経学的異常や知的障害がなく，思春期までに自然治癒する.
- 発作は入眠期や覚醒時に起こりやすい.
- 顔の間代けいれんが主症状である.
- 発作頻度は低く，初回発作のみの患者が約10％，ほとんどが10回以下である.
- 熱性けいれんやてんかんの家族歴が多いが，無熱性けいれんも認められる.
- 遺伝素因があることが強く疑われている.

2）発作型
- 顔（特に口の周辺）や咽頭・喉頭に限局したけいれん発作.
- 睡眠中に二次性全般化発作（両側けいれん発作）に発展することもある.

- 覚醒中に発作が生じると話すことができなくなる.
- 流涎を生じるが意識は保たれる.

3）検　査
- 脳波は特徴的所見があり，中心側頭部に反復性の棘波や棘徐波複合を認め，睡眠中に増加する．ローランド発射ともいう.

4）治　療
- 発作頻度の高い症例や覚醒中の発作で生活に支障をきたす場合は薬剤治療を行うが，それ以外は，治療をしなくてもよい.
- 少量のカルバマゼピン（テグレトール®）が有効であるが，難治例にはスルチアム（オスポロット®）の有効性が報告されている.
- 一部の患者では，カルバマゼピン（テグレトール®）で症状が悪化する例があり，欠神発作や脱力発作，ミオクロニー発作が誘発された場合はバルプロ酸やレベチラセタムなどが推奨される.
- バルプロ酸（デパケン®），クロバザム（マイスタン®），クロナゼパム（リボトリール®），レベチラセタム（イーケプラ®）も有効とされている.

3. 小児後頭葉てんかん
特発性焦点てんかんで，正常発達の学童に好発する.

乳児期に好発するパナエトポーラス症候群と学童期に発症するガストー型特発性小児後頭葉てんかんの2つのタイプがある．学童期のガストー型特発性小児後頭葉てんかんとの鑑別の意味でパナエトポーラス症候群に言及しておく.

3．1．パナエトポーラス症候群
中心・側頭葉棘波を伴う良性小児てんかん（BECTS）の次に多い特発性焦点てんかんである．臨床特徴を捉えて確定診断することが大切である.

1）特　徴
- 乳児期（多くは3〜6歳）に好発する.
- 視覚症状はない.
- 嘔吐や悪心ではじまる自律神経症状を特徴としている.
- なかには，間代発作や脱力発作を生じ，重積しやすい.

- 非常に良好なてんかんで，発症後1年ほどで発作が消失するといわれる.

2）検　査

- 脳波は，高振幅棘波や棘徐波複合の局在が移動し，多焦点化するのが特徴である．必ずしも後頭葉に脳波異常が限局しないので診断を間違えやすい.
- MRI異常はない.

3）治　療

- 薬剤治療は，発作予後は良好で発作回数も少ない場合，必ずしも治療を必要としない．カルバマゼピンでむしろ悪化する例があるといわれており，治療は慎重に行うことが必要である.

3．2．ガストー型特発性小児後頭葉てんかん

1）特　徴

- 発症年齢は，3〜15歳（平均：8歳）.
- 正常発達の学童にみられるてんかんである.
- けいれんの家族歴や熱性けいれんの既往歴があることが多い.
- 小児てんかんの2〜7%のまれな病気である.

2）発作型

- 覚醒時に起きる視覚性前兆が数秒から数分にわたって生じ，要素性幻視が最も多い．閃光や円盤が水平に移動したり増減したりする.
- 一過性盲もよくみられる.
- 眼球偏倚がみられることがある.
- 視覚発作後に意識消失発作や二次性全般化発作（両側性けいれん発作）に進展することがある.
- 高率に頭痛を生じるのが特徴である.
- 発作の持続時間は短い特徴がある.
- 頻発する場合は薬剤治療が望ましい.

3）検　査

- 脳波は，後頭部棘波や棘徐波複合が閉眼などで誘発される.

4）治　療

● 薬剤治療はカルバマゼピンが最も有効であるが，ときに難治な場合がある．

1-2　小児難治症候性焦点てんかん

1．著明な海馬硬化を伴う内側側頭葉てんかん

10歳前後に意識減損発作や二次性全般化（両側けいれん）発作によって発症する典型的な難治内側側頭葉てんかんである．薬剤治療が奏功して一時的な寛解（発作消失）が得られることがある．

成人発症する例とは異なり，一側海馬の萎縮と硬化が極めて強く臨床経過の長さとは相関しない．p.16の**図7**の海馬硬化が著明な図は，14歳で海馬切除術を施行した症例のものである．この年齢では，ほとんどの例で外科治療後に断薬が可能であった．海馬の病理学的所見の強さから，若年あるいは成人発症の内側側頭葉てんかんの成因とは異なる可能性があると考えられているが，結論は出ていない．

2．その他の症候性焦点てんかん

脳腫瘍や海綿状血管腫や脳動静脈奇形など脳血管奇形や限局性皮質異形成，結節性硬化症など遺伝性のてんかん原性病変が明らかに認められる例で，発症年齢が低いほどてんかん原性が強く，薬剤難治性である．治療としては外科治療しかない．早急にてんかん外科治療施設に紹介する必要がある．その場合も術後発作が消失すれば断薬が可能な場合もあるので，早期の外科治療が考慮されなければならない．てんかん病変そのものがてんかん焦点（発作起始部）であるのは皮質異形成のみで，そのほかは病変に隣接して皮質異形成様組織が存在しててんかん焦点となる．したがって，てんかん外科切除も両者で切除範囲が異なることを**図10**で明らかにしておく．

限局性皮質異形成

脳腫瘍
結節性硬化症
海綿状血管腫
脳挫傷

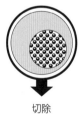

切除

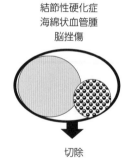

切除

⬤：てんかん原性病変

▦：てんかん焦点・発作起始部

図 10　てんかん原性病変と焦点の関係

2　若年者（高校生）のてんかん

2-1　若年ミオクロニーてんかん

1）発作型の特徴

- 両上肢のミオクロニー発作（ピクンとする運動発作）が特徴.
- 箸や茶碗を投げ出したり，落としたりする.
- 朝食時などに出やすいのでよく聴くことが肝腎である.
- よくスマートフォンを落とすという話もある. 下肢に出ると転ぶこともある.
- 全般けいれん発作が出ててんかんと気づくことが多い.
  80〜95％ で年に数回程度で多くないが，風呂やシャワー後などに起こることがある.
- 断薬や怠薬により全般けいれん発作が出現しやすい.
- 定型欠神発作が約 25％ に認められ，起きがけに多い.

2）臨床特徴

- この年代では最も多いてんかんである. 全てんかんの 5〜10％ を占める.

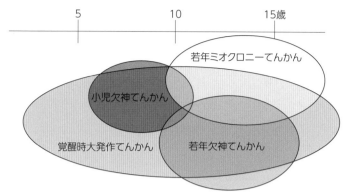

5　　　　　　10　　　　　15歳

若年ミオクロニーてんかん

小児欠神てんかん

覚醒時大発作てんかん　　　若年欠神てんかん

図11　年齢依存性特発性全般てんかんのオーバーラップ
特発性全般てんかんに属するそれぞれのてんかんの発症年齢，欠神発作や全
般けいれん発作などの発作型が重複して認められるのをこの図から理解しや
すい．（日本てんかん学会（編）：てんかん専門医ガイドブック．診断と治療
社，2014より）

- 発症年齢は12〜18歳で，高校生に発病するのが特徴.
- ミオクロニー発作に気づいていないことも多く，突然の全般けいれん
  発作が出て受診することが多い．ミオクロニーの存在を自覚していな
  いことが多いので聴取することが大切.
- 遺伝的背景があり，家族歴を1/3に認めるが男女差はない.
- このてんかんや小児欠神てんかん，若年欠神てんかんや覚醒時大発作て
  んかんなどの特発性全般てんかんが同一家系に認められることがある.
- 光過敏性を約30%に認める.
- 睡眠不足，アルコール過飲，精神的ストレス，疲労が発作誘因になる
  ことがある.
- 知能は正常であることが多い.
- MRI異常は認めないが，頭が少し大きい印象を受けることがある.

若年ミオクロニーてんかんとほかの年齢依存性特発性全般てんかんの関
連を**図11**に示す.

3）検　査

- 脳波は発作時，発作間欠期に前頭部優位の全般性対称性の3〜6Hzの
  多棘徐波複合の群発を認める．ミオクロニーに先行して認められるこ

とがある．早朝時や過呼吸で出現しやすい．光過敏性もある．この特徴的な脳波は診断に不可欠．

4）治　療

- バルプロ酸（デパケン®など）が第一選択薬．漸増していっても完全に抑制できない場合はレベセラチタム（イーケプラ®）を併用してもよい．クロナゼパム（リボトリール®）を併用してもよい．

- 女性の場合は催奇形性を考慮して，レベセラチタム（イーケプラ®）を第一選択とする．全般けいれん発作には有効である．ラモトリギン（ラミクタール®）はミオクロニー発作には有効性が低い．

- ミオクロニーが止まりにくい場合はクロナゼパム（リボトリール®）を併用してもよい．

- カルバマゼピン（テグレトール®）やガバペンチン（ガバペン®）は焦点てんかんの選択薬であり，ミオクロニー発作や欠神発作を増悪する可能性があるため選択すべきではない．

症例　若年ミオクロニーてんかんの症例（初診時 17 歳，男性）

家族歴・既往歴　特記すべきことなし．

現病歴　15 歳のとき，約 30 分の意識消失発作があった．

　近くの総合病院で脳波が施行されて棘徐波複合が認められたが，初回ということで未治療のまま経過観察中に全般けいれん発作を認めたためてんかんの診断で 3 か月後からゾニサミド（エクセグラン®）による薬剤治療が開始された．しかしその後も 3 回の全般けいれん発作があり，2010 年にてんかんセンターに紹介されて受診した．

　問診によりミオクロニー発作もあることが判明した．

発作型　①全般けいれん発作
　　　　　②ミオクロニー発作

検査　神経学的には異常なし．

・脳波：両側（右＞左）前頭葉優位の高振幅棘徐波 1〜1.5 秒の持続で頻回に記録された（図 12）．

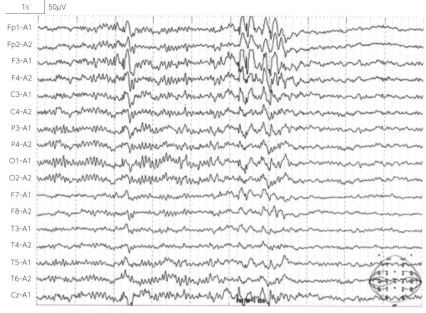

```
      1s      50μV
Fp1-A1
Fp2-A2
F3-A1
F4-A2
C3-A1
C4-A2
P3-A1
P4-A2
O1-A1
O2-A2
F7-A1
F8-A2
T3-A1
T4-A2
T5-A1
T6-A2
Cz-A1
```

図 12　初診時の脳波所見

・MRI：局所性異常を認めなかった.

診　断　特発性全般てんかん（若年ミオクロニーてんかん）

治　療　バルプロ酸（デパケン R® 1,200 mg）で発作は一時完全に抑制
されたが，肥満があり 1,600 mg まで増量されたが，難治なためレベチラ
セタム（イーケプラ®）を追加漸増し，現在はバルプロ酸（デパケン R®）
1,600 mg ＋レベチラセタム（イーケプラ®）2,000 mg で発作は抑制されて
いる.　しかし，怠薬や過労により 1〜2 年に 1 回の発作再発がある.

> **解　説**　高校生での全般けいれん発作の発症でミオクロニー発作が
> 付随発作として認められ，脳波所見から診断は容易であった.　男性で
> あるためバルプロ酸（デパケン R®）で治療を開始した.　バルプロ酸単
> 剤治療では完全抑制困難な症例もあり，レベチラセタム併用で完全抑
> 制に至ったが，怠薬で何度も発作再発がある.

2-2　若年欠神てんかん

1）特　徴

- 定型欠神発作が主体でほぼ全例に認める.
- 日に数回以下で小児欠神てんかんより頻度が少ないが持続時間は長い傾向にある.
- 部分的に反応が保たれる特徴がある.
- 全般けいれん発作を80%で合併する. 覚醒後に起こりやすい.
- ミオクロニー発作を15～20%に合併する.
- てんかんの家族歴が多い. 遺伝の関与が疑われる.
- MRI異常は認められない.
- 発症年齢は10～17歳, ピークは10～12歳. 男女差はない.
- 若年ミオクロニーてんかんよりも頻度は低い.

2）検　査

- 脳波は発作時, 発作間欠期に前頭部優位の全般性対称性の3.5～4 Hzの棘徐波複合の群発を認める. 過呼吸で誘発されやすい.

3）治　療

若年全般てんかんの薬剤治療について解説する. 基本的にはバルプロ酸が第一選択薬であるが, それが無効である場合や女性患者の場合, ミオクロニーてんかんか欠神てんかんによって第二選択薬が異なることを理解してほしい（p.39, **表10**を参照）.

- バルプロ酸（デパケン®など）が第一選択薬. エトスクシミドは欠神発作のみには有効であるが, 複数の発作型がある例や成人例には使いづらい.
- 妊娠可能な女性には催奇形性の問題からラモトリギン（ラミクタール®）が薦められる.
- ラモトリギンが無効な場合は, ゾニサミド（エクセグラン®）が薦められる.
- ラモトリギンでミオクロニー発作が増悪する可能性があり, 注意が必要である.
- レベセラチタム（イーケプラ®）は, 欠神発作には有効性が低い.

- 女性患者で，ラモトリギン（ラミクタール®）やゾニサミド（エクセグラン®）で発作を完全に抑制できない場合は，バルプロ酸（デパケンR®など）を可能な限り低用量で発作抑制ができるレベルで抑えて大奇形を予防するために葉酸*15を追加投与するという選択肢もあり得る．

4）予　後

- 80％以上は発作抑制が得られる．断薬や怠薬による再発が多いため，長期の服用が必要なことを理解させることが重要である．発作の再発は通常全般けいれん発作で救急搬送されるが，ほとんどの場合怠薬が原因である．

 症例 若年欠神てんかんの症例（初診時 23 歳，女性）

家族歴・既往歴　特記すべきことなし．

現病歴　10 歳頃から数秒間の欠神発作があり，某小児科にて，バルプロ酸（デパケンR®）で治療され，当初は発作抑制された．全身けいれんは認めなかった．

　15 歳より発作抑制不十分となりラモトリギン（ラミクタール®）追加，後に単剤治療となった．しかし，欠神発作が再発し 16 歳よりラモトリギン（ラミクタール®）125 mg＋レベチラセタム（イーケプラ®）1,500 mg で治療された．しかし，以後も欠神発作が数回/日認められ，22 歳よりラモトリギン（ラミクタール®）125 mg＋レベチラセタム（イーケプラ®）3,000 mg に増量された．

　23 歳で妊娠が判明（34 週）したため，レベチラセタム（イーケプラ®）3,000 mg 単剤治療に変更された．

　23 歳で入籍した．産科スクリーニング検査で胎児に大奇形を認めな

---

*15：葉酸
　葉酸は，DNA や RNA の合成に不可欠であるが，抗てんかん薬の服用により減少するとされている．したがって，葉酸の摂取は，奇形を減少させ，自然流産を減らす効果も期待される．
　ガイドラインでは 0.4 mg/日以上を摂取することを薦めているが，サプリメントでは不安定であり，フォリアミン®錠を 1 錠（5 mg）一緒に摂取させることが実際的にはよいと考えている．葉酸の過量摂取でも過量分は排泄されるため特に問題はないと考えられる．

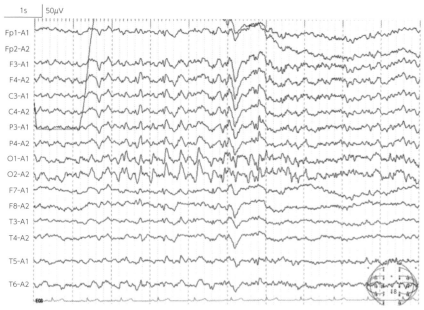

図 13　若年欠神てんかんの妊婦の脳波
棘徐波複合はこの脳波（図）でみられる 1 か所しか認められなかった.

かった. しかし, 欠神発作が毎日 2〜3 回あり, 持続は 1 分程度であった.
妊娠中の発作を抑制し, 安全に分娩したいという理由から, 2018 年 8 月
紹介受診した.

検　査
・脳波：前頭葉優位の棘徐波複合を認めた（**図 13**）.
・MRI：異常なし.

診　断　特発性全般てんかん（若年欠神てんかん）.

薬剤治療の問題点
①レベチラセタム（イーケプラ®）が無効な欠神発作.
②分娩前に発作を完全抑制したいという希望あり.
③ラモトリギン（ラミクタール®）を中止した理由が不明.
④分娩時のアドバイスが必要.

治療方針　ラモトリギン（ラミクタール®）200 mg に変更した.

①産科医と相談し自然分娩では欠神発作を誘発する恐れがあり帝王切開
の方針とした.

②欠神発作のために児を落とす危険あり，分娩後は児を抱かないように
指導した.

経 過

①分娩前に発作抑制できた.

②女子を分娩，2,998 g，奇形なし（分娩直後に欠神発作が1回）.

③分娩以降に1回欠神発作があり，ラモトリギン（ラミクタール®）300
mg に増量した．その後欠神発作がときどき認められるようになり，
ラモトリギン 400 mg に増量した.

④2019年第2子を妊娠し帝王切開で無事出産した．欠神発作は抑制さ
れている.

> **解 説**　若年欠神てんかんが不適切な薬剤選択により発作抑制され
> ていなかったが，適切な診断治療により発作抑制が得られ無事に2児
> をもうけることができた.

3　成人に多いてんかん

3-1　内側側頭葉てんかん

　成人では最も頻度が高く治療の歴史も長い．最も研究が盛んなてんかん
であるが，まだ不明な点も多い．てんかん原性は，海馬や海馬傍回にある
とされている．しかし，著明な海馬硬化では細胞脱落が著明であり，逆に
海馬硬化の全くない内側側頭葉てんかんがあり，海馬自体にてんかん原性
があるのかどうかの疑問符もついている[16].

＊16：内側側頭葉てんかんのてんかん原性
　最近の研究で，海馬から海馬傍回に連続する海馬支脚（subiculum）というところが真のてんかん原性
部位の可能性が指摘されている.

1) 発作型の特徴

- 3つの発作型があり，1回の発作のなかで意識保持発作→意識減損発作→両側けいれん発作へと進展するのが特徴である．発作症候は非常に画一的，定型的であり，内側側頭葉てんかん症候群ともいわれる．

①意識保持発作（単純部分発作）

半数以上にこの発作型があり，前兆とかアウラといわれる．上腹部不快感やはき気，あるいは異臭や恐怖を感じることもあり，デジャヴ（déjà vu）などの変な記憶を感ずることがあるが，意識は保たれる発作をいう．この段階で終わる発作もある．

薬剤治療をはじめると意識減損発作は消失するが，意識保持発作のみが残存する例もある．女性では，生理時に意識保持発作のみが出現するという例は多い．

②意識減損発作（複雑部分発作）

ボーっとした意識減損を生じて動作を停止し，多くの場合一点を凝視して固定する．このとき，どちらかの上肢が固まって動かなくなる．これをジストニア肢位といい，約90%はこの肢位と反対側に焦点が存在するといわれている．口部自動症も伴い，口をもぐもぐと繰り返し動かし，舌なめずりや流涎を伴うことも特徴的である．この間の意識や記憶は障害されている．このような発作型が内側側頭葉てんかんの最大の特徴である．このまま，もうろうとした状態が長く続くことがある．この意識減損発作は週単位で出現することが多い．多くはこの段階で発作が終了する．

③両側けいれん発作（二次性全般化発作）

初発のときは未治療であるために，急速に意識減損発作に引き続いてここまで進展して全身けいれん様の強直間代発作になることが多い．いきなり両側のけいれんで発病することが多いが，薬剤治療を開始するとここまで進展することはほとんどなくなる．

2) 臨床特徴

- てんかんの家族歴はないが，熱性けいれんの既往があることは多い．特に，複雑型熱性けいれんや熱性けいれん重積状態の既往があるとこのてんかんを発症するリスクが高いとされている．また，生下時の仮

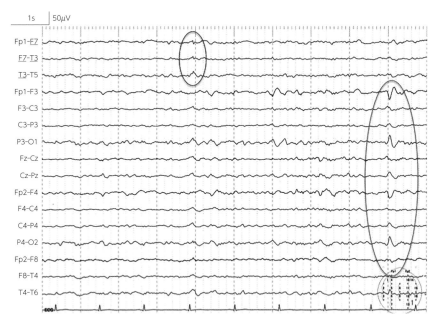

図 14　通常の脳波・双極誘導モンタージュ

この双極誘導モンタージュ（電極の組み合わせ）では左の楕円で示したように，F7，T3 に小棘波があるようにみえるが，P3，P4 に認められる振幅の大きな鋭波が目立っている．この鋭波は，睡眠ステージ I の頭頂葉鋭波（vertex sharp wave）を示している．以前は両側頭頂部瘤波（Hump）とよばれていた．発作間欠期の脳波記録は睡眠時の記録でてんかん性の異常が現れやすいため，睡眠ステージ I での頭頂葉鋭波やステージ II でよく記録される睡眠紡錘波を，てんかん性異常と診断しないことが最も大切である．また，アーチファクトが棘波や鋭波のようにみえることがあるが，p.13 の図 4 の棘波や鋭波の単位として示したように，波形自体の形にも留意するとよい．

死状態などのトラブルの既往をもつ例もある．生下時のトラブルが 20 年後に内側側頭葉てんかんを発症するという時限爆弾をセットされたような患者もいることに驚くことがある．

● 成人のてんかんの代表で世界的にみても患者数が多い．難治てんかんの代表でもあり，外科治療の対象としては最多である．

3）発症年齢

● 10 歳前後に発症する例が多いが，20 歳前後での発病も多い．男女差を認めない．

● 初期には抗てんかん薬によく反応して，発作は完全抑制されるが，思春期以降に再発するとそれ以降は薬剤抵抗性に経過することが多い．

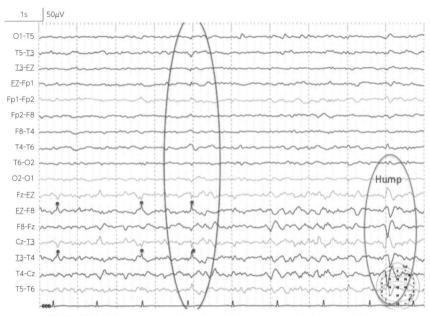

図15　側頭葉棘波強調モンタージュに変更（リモンタージュ）した脳波

この図は，図14と同じ脳波に対してモンタージュ（双極誘導の組み合わせ）だけを変更して表示したものである．この変更により，F7とT3に位相逆転（•）を示す棘波が明瞭に認められるようになった．この脳波モンタージュは，内側側頭葉てんかんを脳波で診断するうえで非常に有用なものである．内側側頭葉てんかんが疑われる場合は，このモンタージュで睡眠記録ができると，棘波の出現率が高まり診断が容易になる．

一方で，ステージ1の睡眠で出現する頭頂葉鋭波あるいは瘤波（Hump）はFzやCzなどで位相逆転が認められ，てんかん性の鋭波とは異なり，鑑別ができないことはない．

　成人以降で外科治療の対象となる難治症例が多いのも特徴である．

4）検　査

- 脳波は，発作間欠期に片側あるいは両側の側頭部に棘波や鋭波を記録できる．
- 睡眠記録でてんかん性異常波が出現しやすい．
- 側頭葉棘波は振幅が小さく，通常の双極誘導では棘波を診断することが困難である場合が多い（**図14**）．そのようなときは側頭葉モンタージュを使う（リモンタージュという）と診断が容易となる（**図15**）．
- MRIは，片側優位のあるいは両側の海馬硬化や海馬萎縮（**図16**）があれば，内側側頭葉てんかんと診断可能である．

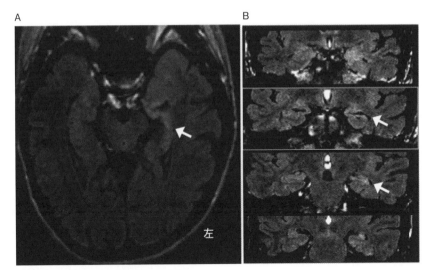

図 16　MRI による海馬硬化の診断

典型的な左海馬萎縮硬化像を認める.

A は海馬の長軸に平行な薄いスライス, B は長軸に平行なスライスに直交するスライスを並べたもの. いずれも FLAIR 画像である.

左海馬が右海馬に比して明らかに萎縮して白くなり海馬頭部から長軸方向に海馬硬化を示す所見 (←) を提供している. B の連続写真の矢印で示されるように海馬の頭部から尾部まで菲薄化し, 白く硬化していることがわかる.

海馬スライスの長軸方向スライスでは, 海馬はタツノオトシゴのような形が明瞭に認められ, 最前方の頭部が内側に屈曲している. 海馬硬化を検索するときには左右差が最も大切である.

5) 治　療

- 薬剤治療はカルバマゼピン (テグレトール®) が第一選択薬.

- レベチラセタム (イーケプラ®) やラコサミド (ビムパット®), ラモトリギン (ラミクタール®) の単剤治療が第二選択薬として薦められる.

- 上記薬剤のなかから, 単剤治療で発作抑制できない場合, 2 年間 2 剤併用までをいろいろ試しても発作が抑制できないとき, 難治てんかんの診断で外科治療を試みることが必要である.

- 外科治療は定型的な扁桃体海馬切除術が行われる.

- 外科治療成績は, 薬剤治療をしのぐというエビデンスがある.

- 難治な内側側頭葉てんかんと臨床診断がなされたら速やかにてんかん外科治療施設に紹介して外科治療をしてもらうほうが薬剤治療よりも有意に成績がよいとされ, ガイドラインでも推奨されている.

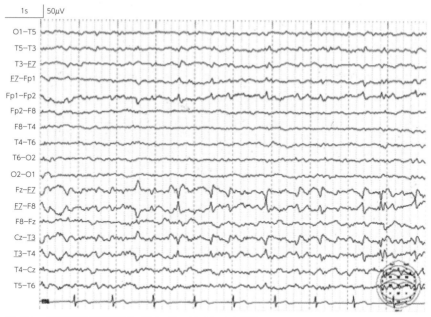

図 17　初診時の脳波所見（アンダーラインの電極）
F7＞T3 に位相逆転する棘波や鋭波が頻回に記録された.

➕症例　典型的な内側側頭葉てんかんの難治例（29 歳，女性）

家族歴・既往歴　特記すべきことなし.

現病歴　12 歳頃ボーっとして一点凝視した後，脱いだ服を再び着ようとする異常行動があり，その後まもなく全身けいれん発作を発症した. 近くの総合病院小児科に入院しててんかんの診断でバルプロ酸（デパケン®）による治療が開始されて発作は消失し 6 年後に断薬された.

　服薬中止後，20 歳で前兆のないまま意識減損する発作が再発した. 身体を小刻みに震わせたり，変な言動が目立つようになったりしたため，前医である総合病院を受診後てんかんセンターに紹介された.

検　査

- ・脳波：左前側頭部に棘波頻発（図 17）.
- ・MRI：海馬萎縮や硬化所見が不明瞭.

診　断　左内側側頭葉てんかん.

経　過　カルバマゼピン（テグレトール®）による治療により6年間発作抑制された.

26歳のとき, 結婚願望によりレベチラセタム（イーケプラ®）1,000 mgに変更された.

28歳より仕事が多忙となり, déjà vu が頻発するようになり, 2,000 mgに増量した. しかしその後動作停止の発作が加わり頻度が増加した. そのため, ラコサミド（ビムパット®）を追加して200 mgまで増量したが, 意識減損発作が抑制されず, 29歳で難治内側側頭葉てんかんとして外科治療を考慮することになり入院による術前評価を行った.

術前評価結果

・脳波：左側頭葉に高頻度の棘波あり. 発作時脳波で左側頭葉起始.
・脳磁図：左内側側頭葉てんかんの診断.
・MRI：海馬萎縮や硬化所見が不明瞭. 3 T-MRI や PET の所見を加味して左内側側頭葉てんかんの診断で左扁桃体海馬切除術を予定している.

> **解　説**　この症例のように内側側頭葉てんかん例が一時的に寛解し, その後再発すると難治に経過する典型的な症例は多く認められる. このような例は, 外科治療が薬剤治療よりすぐれるエビデンス（p.79参照）により, 外科治療を考慮する必要がありてんかんセンターに紹介すべきである. 漫然と薬剤治療だけを続けていると責任を問われかねないこともある.

3-2　症候性焦点てんかん

いわゆる, 脳外科的てんかんであり, 脳の局所異常を基盤としててんかん発作を生じているてんかんの総称である. 脳卒中, 脳腫瘍, 脳挫傷, 脳感染症, 脳血管奇形などが原因となる. 脳深部の器質的異常ではなく, 大脳皮質（特に前頭葉運動野や側頭葉）に病変があるとてんかん発作を出しやすい. 良性の髄膜腫などでは, 腫瘍の圧迫による周辺浮腫が強いと発作

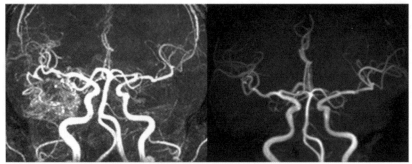

図18 脳動静脈奇形による内側側頭葉てんかん

MR 血管撮影（MRA）を示している.
A：ガンマナイフ施行前の動静脈奇形が右側頭葉内に認められる. 抗てんかん薬のみの治療では内側側頭葉てんかんの意識減損発作が難治であったため，ガンマナイフ治療を計画施行した.
B：ガンマナイフ施行後でナイダスがほとんど消失している所見. ガンマナイフ施行後は，抗てんかん薬での治療が有効になり発作は消失した.

を出しやすい. てんかん発作の出現によって脳の原因疾患の存在が明らかになる場合もあり, それによって外科治療が行われることがある. 外科治療が必要な場合は手術が優先される.

術前にてんかん発作がない場合は, 手術が行われたからといって抗てんかん薬を予防投与する必要はない. 予防投与が有効であるとするエビデンスはない. 術後にてんかん発作が生じたときに, 抗てんかん薬での治療を開始すればよい.

内側側頭葉や運動野に近い脳皮質に局所病変があると, てんかん発作を発症しやすいことが知られている. MRI で器質的病変が明らかな場合は, てんかんが難治であることが多い. たとえば, 良性脳腫瘍, 海綿状血管腫や脳動静脈奇形（図18）, 限局性皮質異形成は難治なてんかんの原因になりやすく, 外科治療が必要になることがある. 難治てんかんであっても, てんかん原性病変を摘除すると抗てんかん薬が有効になる場合が多いので, 外科治療を優先する.

側頭葉てんかんは, 基本的に内側側頭葉てんかんとかわらないので, 側頭葉てんかんの項（p.57）を参照のこと.

3-3 前頭葉てんかん

　前頭葉てんかんは側頭葉てんかんよりも少ないが，発作型はかなり特徴的である．発作頻度が，側頭葉てんかんよりも多く，難治な場合は毎日起こり，夜間に多いのも特徴である．睡眠障害と誤認あるいは誤診されていることもある．難治例では限局性皮質異形成が最も多い．次いで腫瘍性病変，血管奇形などがあり，子どもから大人まで発症する可能性がある．

1) 発作型の特徴

- 発作時間が短い．
- 発作後の覚醒が速い．
- 夜間群発しやすい．
- 急速な二次性全般化．
- 転倒することもある．
- 激しい身振り自動症，局所的けいれん，特異的な肢位をとることがある．

2) 発作症状の3分類

①焦点性運動発作

　運動野近傍から起きるてんかん発作は，片側の顔あるいは上肢，下肢のけいれん発作である．場合によっては，けいれんする部位が次々に移動することがあり，ジャクソニアンマーチ（ジャクソン型発作）という．発作後にけいれんしていた四肢の脱力を生じることがある（トッドの麻痺という）．

②非対称性強直発作

　補足運動野から生じるてんかん発作は，非対称性の強直性あるいは顕著な姿勢徴候を示すが，意識は保たれることが多い．しびれ感などを感じた後，いきなり声を出しながら反対側の上肢を大きく拡げて硬直させる発作である．フェンシング姿勢が有名である．その後に下肢をリズミカルにペダルをこぐようにする場合もある．

③過運動発作

　突然全身をリズミカルに激しく運動させる複雑な身振り自動症の発作である．転げ回るような発作もある．持続時間は長くないが，発作の間は意識がなく発作の終了とともに意識が戻ってもうろう状態がないのが特徴である．前部帯状回に発作が伝播することによりこのような激しい運動を繰

り返す発作型になることがわかっている.

・前頭葉てんかんと側頭葉てんかんとの鑑別点

　発作頻度はいろいろであるが，①発作の持続時間が短いこと，②発作後速やかに意識がもどることで鑑別が可能である．ビデオやスマートフォンでの撮影を依頼して，発作時の特異的な運動症状や肢位を確認することが診断の近道である．発作頻度が比較的多いので撮影は十分に可能である．前頭葉性のてんかん発作が側頭葉に伝播すると，側頭葉てんかんのような発作が生じることもある．反対の伝播もあり得る．この場合は側頭葉てんかんとの鑑別が困難なこともある．

3）検　査

- 脳波は前頭葉に棘波を記録できれば，前頭葉てんかんの可能性があるが，脳波で診断できるほど簡単ではない．発作時のビデオ脳波記録でしか診断できないことも多い．
- MRI は前頭葉に病変を認めれば前頭葉てんかんの可能性が高い．難治な前頭葉てんかんの MRI を図 19 に示した.

4）治　療

- 症候性焦点てんかんの薬剤治療に準ずる．必要なら外科治療を行う.

3-4　頭頂葉てんかん

　頭頂葉は，一次，二次感覚野と感覚連合野（頭頂連合野）で構成され，自覚的な感覚異常が発作症状（意識保持発作）であることが多い．ほとんどが頭頂葉から前頭葉や側頭葉に発作が伝播するために，側頭葉てんかんや前頭葉てんかんと同じような発作型を示すために，正確な頭頂葉てんかんの診断がむずかしい．

　脳波でも診断が困難な例が多い．

3-5　後頭葉てんかん

　後頭葉てんかんの特徴は，視覚性の前兆があれば後頭葉てんかんを疑う．後頭葉起始のてんかん発作も前頭葉や側頭葉に伝播しやすく，続発する発作症状は両者の特徴を有することになる．また臨床的に，発作後の頭

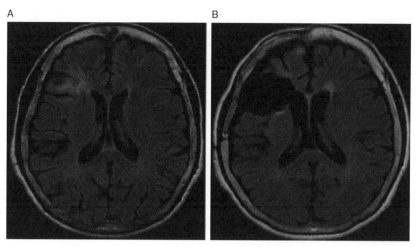

図19　前頭葉てんかんのてんかん原性病変である限局性皮質異形成の術前・術後MRI

この症例は，13 歳のときにてんかん発作を発症し，その後難治に経過し，ほぼ毎日意識減損発作がある 58 歳女性．過去に一度も MRI 検査がされていなかった．

発作頻度が増加したということで紹介されて受診し，MRI（A）で右前頭葉に限局性皮質異形成がみつかり，同部から発作の起始が確認されたため，皮質異形成の全摘出術が施行された．Bの空洞が摘出腔である．術後発作は消失し，5 年後に断薬した後も発作の再発はない．てんかんが治癒した症例といってよい．難治てんかんであっても，この例のように外科治療によって発作が消失してさらに断薬に成功する例もある．てんかんを完全に治癒させられるのは，外科治療だけである．

この症例は，術前の FIQ が 70，術後は 90 まで回復した．記憶指数も有意な改善が認められた．てんかん患者に対して MRI 検査でてんかん原性病変の検索が不可欠であるという大きな教訓を残した症例．

痛が高頻度に出現するのが特徴で，片頭痛様発作を誘発する．スマトリプタンの経口投与で改善される例がある．

4　高齢者のてんかん

　最近，高齢者のてんかん発症の頻度が増して注目されるてんかんになっているので，次ページ以降に項を改めて詳しく解説する．

9 高齢発症てんかん

　65歳以上の高齢者での初発てんかんが急増している．60歳前後の発症も経験する．その原因は，微細な脳血管障害が関与していると考えられている．脳の老化の一部症状と考えられる．

　若年者や成人の発症例に比べて，両側けいれん発作で発症することはまれである．意識減損発作や記憶障害で発症することが多い．特徴的な発作型を呈する．

　発症すると発作再発率が高いために，初回発作から薬剤治療を開始してよいとされている．ほとんどが側頭葉てんかんと考えられ，脳波検査で側頭部に棘波や鋭波を認めれば診断に有用である．

　一過性てんかん性健忘症候群が最近注目されており，認知症との鑑別が大切である．高齢発症てんかんは薬剤抵抗性になることはまれで，薬剤治療が有効であるから，治る認知症ともいわれている．

　非けいれん性意識減損発作重積が高齢女性にやや多く，長時間の意識減損状態が遷延する．

1. 発作型の特徴

- けいれんはないか目立たない（両側けいれん発作はほとんどない）．
- 記憶障害や意識減損発作が主体である．
- ばったりと倒れることは少ない．
- 完全な意識消失ではなく，意識減損（ぼんやりやふらふら）の持続時間が短い．
- 問いかけに応じない．
- 軽い自動症（口や指など）がみられることがある．
- 発作後のもうろう状態が長いことがある．
- 意識減損発作が主な発作型の場合は成人発症の側頭葉てんかんとほぼ同じてんかんであり，診断治療は成人てんかんとかわりないのでそち

らを参照してほしい.

- 高齢発症に特徴的な一過性てんかん性健忘症候群と，非けいれん性意識減損発作重積は別々に詳しく解説する.

2. 検　査

- 脳波は，側頭葉に局在する棘波/鋭波.
- MRI は大脳白質に多発性ラクナや軽度大脳萎縮を認める例や，海馬の軽度萎縮や硬化を認める例があるが，ほとんど異常を認めない例もある.

3. 治　療

抗てんかん薬が少量で有効である. 成人で使う量より少ない量で開始し，低用量にとどめる.

漸増する場合でも，ふらつきが出ないように，成人よりも増量の幅を少なくする.

カルバマゼピン（テグレトール®）は第一選択薬になりうるが，すでに全身性の合併症に対して抗てんかん薬以外の薬剤を服薬している場合が少なくなく，薬剤相互作用が問題になることを考慮した薬剤選択が必要になることが多い.

薬剤相互作用のほとんどないレベチラセタム（イーケプラ®）やラコサミド（ビムパット®）などが安心して選択でき，成人よりも低用量で有効である.

カルバマゼピンは肝代謝，レベチラセタムやラコサミドは腎代謝を受けるため，肝機能や腎機能を考慮した選択が必要になる.

1 一過性てんかん性健忘症候群

一過性てんかん性健忘症候群（transient epileptic amnesia syndrome：TEA）は明らかなけいれんや意識障害の発作は認められないのに，健忘症状，特にエピソード記憶の障害が目立つ症状として最近注目されている. 側頭葉のてんかん性異常波の有無を検索しないと診断できない. 認知症の初発と誤診されることがある. 抗てんかん薬の低用量での服用で記憶障害

表 12 高齢発症てんかんと認知症の鑑別点

	てんかん	認知症
認知機能	発作中のみ異常	常に異常
記憶障害・見当識障害	進行しない	進行する
脳波異常	あり（側頭部棘波）	なし

が速やかに消失することが多い．治る認知症として注目されている．認知
症の鑑別点を**表 12** にまとめたので参考にしてほしい．

診断基準

- 一過性健忘を繰り返す．
- 発作中は記憶障害があるが，発作間欠期の記憶障害はない．
- 発作中も発作後も反応性は保たれる．
- 記憶障害の持続は 30 分～1 時間程度．
- 半日あるいは一日の記憶が完全に欠落する例がある．
- 周囲の人から記憶障害を指摘されて健忘が明らかになる．
- 脳波でてんかん性異常がある．側頭葉に棘波を認める．
- 抗てんかん薬での治療が有効である．

 症例 一過性てんかん性健忘症候群の症例（60 歳，男性）

家族歴・既往歴 特記すべきことなし．

現病歴

記憶障害を主訴に某クリニックを受診した．

MRI は正常で，長谷川式認知症試験 27 点．てんかんを疑われて，てん
かん外来に紹介された．

発作症候

奥さんからの聞き取りで判明した健忘症状は以下の通りである．

・昼間の出来事を忘れていた．

・翌日の計画を忘れていた．

・押し入れの片付けをしたことを忘れていた．

・兄の訪問と会話した内容を覚えていなかった．

・非番なのに自分の勤務のことを聞いた.

　その他，自動症の目撃はないが，職場でじっと立ちすくんでいることがあったという．1か月前から異臭を感ずることがときにあった.

（検 査）
・脳波：左側頭葉棘波を頻回に記録.
・MRI：異常なし.

（診 断）
　一過性てんかん性健忘症候群.

（治 療）
　カルバマゼピン（テグレトール® 200 mg）の内服開始後，3年以上記憶障害は認めていない．けいれん発作や意識減損発作も認めていない.

2 非けいれん性意識減損発作重積

　高齢発症てんかんの女性に比較的多い意識減損発作重積は，非けいれん性てんかん重積状態（non-convulsive status epilepticus：NCSE）の1つである．側頭葉てんかんからこの状態に移行する場合もある.

　意識障害が主症状で，ボーっとしたような反応の鈍い状態が数時間から半日以上も遷延するのが特徴で，普段どおりの行動ができないことが目立つうえに記憶障害や認知障害を伴う．認知症の初発と誤診される場合もある．そのような状態が続いているとき（発作時）に脳波を検査しないと確定診断がつきにくいので，意識障害が遷延している間に受診してもらって脳波検査を実施すると確定診断できる.

症例 非けいれん性意識減損発作重積の症例（64歳，女性）
....

（家族歴・既往歴）　特記すべきことなし.

（現病歴）
　2009年10月，全身けいれんで救急搬送され，1日で3回の全身けいれんがあった．2か月後にてんかんセンターに紹介され来院.

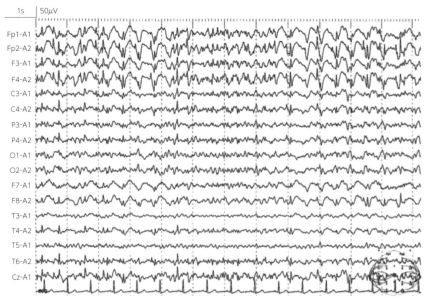

図 20　非けいれん性意識減損発作重積の発作時脳波

発作症候

- 数か月前からときどきボーっとして様子がおかしい．
- はっきりしてからたずねても全く覚えていない．
- 気分が悪くなったことがある．
- 食事の準備の段取りができない．
- 普段と違うものを作る．
- 9 日周期でこのようなエピソードを繰り返す．

　エピソードが出現したらすぐ外来受診をしてもらうことにし，発作時脳波検査を緊急で施行した．

検　査

- MRI：異常なし．
- 脳波：発作間欠期：側頭葉棘波散発．
　　　　発作時：両側前頭葉優位な棘徐波複合が記録開始から記録終了
　　　　時まで，連続して記録された（図 20）．

72

非けいれん性意識減損発作重積.

　バルプロ酸（デパケン R® 600 mg）で発作は消失した．10 年以上，発作は再発していない．

解　説　初診時は脳波で側頭葉棘波が記録され，発作型が両側けいれん発作であったため高齢発症側頭葉てんかんと診断してカルバマゼピン（テグレトール®）で治療を開始したが，周期的に起きる持続時間の長い意識減損発作が抑制できなかったため非けいれん性意識減損発作重積を疑って緊急の発作時脳波を施行したところ，特徴的な発作時脳波所見が記録され診断確定に至った．高齢女性で持続時間の長い日常生活の混乱症状が認められたら，非けいれん性意識減損発作重積を疑うことが大切である．しかし発作時脳波が記録できないと診断は困難である．

10 てんかん診療の諸問題

　てんかん診療を長年やっていると，日常的にいろいろな問題が起こってくる．患者との付き合いが 30 年以上になることも少なくない．てんかんは不治の病ではなく，生涯にわたって内服治療を続ける必要もあり，患者の人生に多少入り込む付き合いかたが求められることもある．

　てんかん診療のなかでいろいろと悩み，解決してきた問題を採りあげるが，この本に書いたものがすべて正しいということではない．別の解決法や答えがみつかるかもしれない．悩むことがあったら，この本以外も参考にしてもらったほうがよい．

　以下に，次のような諸問題について解説する．

- 新規抗てんかん薬の位置づけ．
- 従来薬から新規薬への切り替えについて．
- 抗てんかん薬の効かない場合はどうするか．
- 外科治療が薬剤治療よりすぐれるエビデンスがある．
- 薬剤治療がむずかしかった症例．
- ジェネリック薬とサプリメント．
- 血中濃度測定（血中濃度モニタリング）．
- アドヒアランス．

1 新規抗てんかん薬の位置づけ

1. 単剤治療での有効性が高い．
   - 第一選択薬として有用である．
   - 全般てんかんや焦点てんかんの両タイプに使える．
   - 低用量で有効な薬剤が多い．

2. 副作用が少ない.
  - 特異な作用機序を有す薬剤が多い. 従来薬とは異なる薬理作用により, 有効性が高い.
  - 肝代謝でない薬剤が多い. 副作用としての肝機能異常がなくなってよろこばれることがある. 逆に腎機能障害に要注意である.
  - ・レベチラセタム (イーケプラ®) やラコサミド (ビムパット®), ガバペンチン (ガバペン®).
3. 薬剤相互作用が少なく, 忍容性が高い.
  - 高齢者に使いやすい (ほかの病気でいろいろな薬剤をすでに服薬している場合が多いため, 相互作用を心配しないですむ).
  - ・レベチラセタム (イーケプラ®) やラコサミド (ビムパット®).
4. 催奇形性が低い.
  - 適齢期女性に使いやすい.
5. 血中濃度モニタリングによって微妙な用量調整は行わない.
  - 旧来薬に比べて中毒域と治療域が離れている.

　以上の理由で, 新規抗てんかん薬は患者に優しい薬剤で, 治療する側からは選択しやすい薬剤である.
　ただ, 新規抗てんかん薬は薬価が非常に高く, 患者の経済的負担は大きい. 少しずつ新規抗てんかん薬にもジェネリック薬が出てきており, 血中薬剤モニタリングが不要な新規抗てんかん薬の場合は微妙な用量調整を行わないため, 最初から新規抗てんかん薬のジェネリック薬を処方することで経済負担を減らす選択もあると個人的には考えている. 一度ジェネリック薬を決めたらメーカーを指定したほうがよいと思われる.

2 従来薬から新規抗てんかん薬への変更

　いろいろな理由により, 従来薬から新規薬への切り替えが計画されることがある. 特に, 新規抗てんかん薬が単剤投与可能になったことが大きな理由である.

1. 第一は，若年全般てんかん患者がいよいよ適齢期に達しようとするとき，催奇形性を考慮して従来薬のバルプロ酸（デパケンR®あるいはセレニカR®など）から新規抗てんかん薬に切り替えをはかるという理由が多い．
   ● かなりの数の女性患者にバルプロ酸（デパケンR®あるいはセレニカR®など）からレベチラセタム（イーケプラ®）やラモトリギン（ラミクタール®）に切り替えを行ったが，発作の再発もなく比較的に順調に切り替えができた．しかし，早急な切り替えは好ましくなく半年から1年近い期間をかけてゆっくりと行うべきである．
2. 具体的には，まず新規抗てんかん薬を追加投与して漸増し，目的の用量に到達した時点で従来薬を漸減することが大切である．患者や患者家族も安心できる切り替えが望みである．
   ● フェニトイン（アレビアチン®）は若年から高齢者まで長期間服用すると，小脳萎縮をきたすことがあり，ふらつきなどの小脳症状を引き起こすことが懸念されており，副作用の少ない新規抗てんかん薬に切り替えることが意図される理由となる．
   ● 発作がコントロールされているのに抗てんかん薬を変更することは主治医にとってもかなりの勇気が必要である．時間をかけて患者に説明し，納得してもらう必要がある．切り替えの動機として，一生服薬せざるを得ないために早い段階での挑戦が必要であるということである．
   ・ 自験例の多くの症例では，フェニトイン（アレビアチン®）から新規抗てんかん薬のレベチラセタム（イーケプラ®）に変更できたが，3例で1年近い時間をかけて切り替えに成功したと思った段階で二次性全般化発作の再発を経験した．追加投与していた新規抗てんかん薬の用量が不足だったのか，別の理由があるのか明確な原因はわからなかった．結局，1例はレベチラセタム（イーケプラ®）を増量し，他の2例はフェニトイン（アレビアチン®）に戻してしまった．
   ・ フェニトイン（アレビアチン®）は，血中濃度が当てにならない抗てんかん薬であることがよく知られている．血中濃度がゼロに近くて有効性を疑って投与を中止すると，発作が再発して発作抑制効果があった

と理解できる奇異的な数少ない薬剤であり，扱いにくい薬剤である．
したがって，フェニトイン（アレビアチン®）からの新規抗てんかん薬
への切り替えは，専門医でも注意が必要であることを理解してほしい．
- 新規抗てんかん薬の利点は多いが高価であることが大きな欠点である．自立支援制度によって1割負担に軽減されたとしてもまだ経済負担が大きいことにかわりはない．
- 新規抗てんかん薬は基本的に血中濃度モニタリングが必要ないため，多少のばらつきがあるジェネリック薬でも治療効果にあまり差が出ないことも考えられ，安価なジェネリック薬に切り替えやすい可能性もある．この点を考慮して，患者の経済負担を軽減するために，積極的に新規抗てんかん薬のジェネリック薬を選択の対象としてもよいと思われる．現在ラモトリギンのジェネリック薬が使えるようになっている．

3 抗てんかん薬の効かない場合はどうするか？

- 抗てんかん薬の効かないてんかんは2種類ある．
- 早めにてんかん専門医に紹介することが薦められる．

3-1 薬剤抵抗性（難治）てんかん

以下に示した難治てんかんについて，すでに解説しているのでそれを参照してほしい．

1. 遺伝的難治てんかん
2. 脳器質病変を有するてんかん
   - 内側側頭葉てんかん．
   - 限局性皮質異形成．
   - 結節性硬化症．
   - 視床下部過誤腫．
   - 脳腫瘍や血管奇形など．
3. 脳器質病変を有しないてんかん
4. その他

3-2　見かけの薬剤抵抗性てんかん

　真の難治てんかんは，外科治療以外に発作を止める手段はないと思われる．しかし，以下に示す見かけの薬剤抵抗例には明らかな理由があり，その理由を検討して対処することにより，治療の可能性が出てくるため，発作抑制が困難な理由を明らかにする努力が必要であり，漫然とした同一処方はさけるべきである．

1.　発作診断の誤り
- 発作症候の聴取が不十分．
- ・スマートフォンのビデオの確認が必要．
- 脳波判読の誤り．
- ・脳波がなくても発作症候が明らかになれば発作診断は可能である．

2.　てんかん誤診例
- MRI で脳器質病変を検索していない場合．
- ・MRI 異常の有無をスクリーニング．
- MRI 所見を誤診している場合．
- ・発作型と MRI 所見の不一致を見落とさないこと．
- 脳波判読の誤り．
- ・焦点てんかんと全般てんかんを誤診しないことが最も大切．

3.　薬剤選択の誤り
- 第一選択薬の誤り．
- ・焦点てんかんと全般てんかんに対する薬剤選択を間違えないこと．
- 脳波判読の誤り．
- ・焦点てんかんと全般てんかんを誤診しないことが最も大切．

4.　薬剤濃度が不十分
- 有効濃度まで十分量が投与されていない．
- ・発作抑制に至るまで同一薬剤をゆっくりと漸増させること．
- ・血中濃度モニタリングによって薬剤濃度をチェックして，服薬状況の確認と血中濃度が不十分であれば，漸増を試みて再度血中濃度を測定する．

抗てんかん薬が有効かどうかは，比較的早い段階で見当がつくものである．難治なら漫然と薬剤治療を続けないで，早めにてんかん外科専門施設に外科治療を依頼する決断が求められる．

1. 内側側頭葉てんかんに対しては，外科治療が薬剤治療より圧倒的に発作消失率が高い．難治てんかん患者に対しては，積極的に外科治療を行うというエビデンスである．

　　内側側頭葉てんかん80例のランダム化比較試験で示されている．外科治療群40例と薬剤のみの治療群40例の1年後の成績を比較した．外科治療群は術後58％で発作が消失したが，薬剤治療群はたったの8％が発作消失しただけであった．また，就職や復学できた割合は，外科治療群は56.4％で薬剤治療群は38.5％と，いずれも外科治療群のほうが有意にすぐれていた．したがって，抗てんかん薬での治療が困難であれば，早急に外科治療を行うべきであるという見解が示されている．

2. 外科治療群のほうの死亡率が低い．特に術後発作消失している群の死亡率が低い．てんかん患者の発作がらみの突然死をなくす意味でも，外科治療を積極的に行って発作消失をめざす意義が大きい．

3. てんかん原性病変がある場合，抗てんかん薬での治療はうまくいかないことが多いが，外科治療でてんかん原性病変を除去すると発作の完全消失が得られて抗てんかん薬もいらなくなり治癒する例や薬剤治療が有効になって社会復帰ができる例が多いことを理解してほしい．

日本てんかん学会はジェネリック医薬品を避けるべきであるという見解をとっている．それは，ジェネリック薬は血中濃度が不安定で，ジェネリック薬に変更したために発作が再発した症例があるというのが理由で，処方箋の抗てんかん薬のみにジェネリック医薬品への変更は不可ということを明記する必要がある．

新規抗てんかん薬では血中濃度の多少のばらつきでも効果に差が少ない．新規抗てんかん薬のジェネリック薬でも治療効果には差が生じない可能性があり，患者の経済負担を軽減する意味で，今後最初から新規抗てんかん薬のジェネリック薬を選択することも大いにあり得ると考えている．最近はオーサライズド・ジェネリック薬という薬剤が上市されはじめていて注目されつつある．正規抗てんかん薬とほとんど同じものと考えてよいとされる

セイヨウオトギリソウ（セントジョーンズワート）は抗てんかん薬を服用している人は摂取しないほうがよいとされている．

サプリメントではないが，グレープフルーツはカルバマゼピン（テグレトール®など）の血中濃度に影響するといわれており，避けるべき食べ物である．

抗てんかん薬はビタミンB群の一種である葉酸を低下させるため，催奇形性を予防する意味で，妊娠可能女性は毎日葉酸をサプリメントとして摂取することが薦められている．摂取すべき葉酸の量は0.4 mg/日以上とされているが，多めに摂取しても特に問題はない．フォリアミン5 mg錠が処方される場合もある．したがって，若年女性に対しては催奇形性の低い新規抗てんかん薬を低用量で最初から選択すべきである．

経口避妊薬について相談を受けた場合は，フェノバルビタール，フェニトイン，カルバマゼピンは避妊薬の効果を減ずることが知られ，逆に経口避妊薬がラモトリギンの血中濃度を下げる．

6 薬剤治療がむずかしかった症例

たくさんのてんかん症例を治療してきたが，そのなかでも最近経験した薬剤治療がむずかしかった症例を提示したい．

家族歴・既往歴 特記すべきことなし.

現病歴

17歳全身けいれん発作が発症. 発作前に嘔気があったという. 大学病院脳外科で治療を開始し, その後も含めてアレビアチンによる治療が約40年間継続されたが発作は抑制されていなかった. 56歳のとき, 某脳外科医院で前頭葉てんかんの診断でペランパネル(フィコンパ®)8 mgによる治療で4か月間発作消失したが, ふらつきがひどく減量したところ, 発作が再発した.

その後, ペランパネル(フィコンパ®)2 mg+ラコサミド(ビムパット®)200 mgで治療されたが発作抑制できず, 58歳のとき, 外来受診(一般脳外科外来でてんかん外来ではないが, 住居に近いためとして受診).

毎日のように入眠時全身けいれん発作(時に尿失禁)があり, もうろうとして歩き回るようなこともある. ときどき嘔気を自覚.

昼間はほとんど発作なく農業をやっている. 昼寝のときにも発作が出る. 妻に依頼したスマートフォンでのビデオ記録から数分間の二次性全般化発作(両側けいれん発作)と発作後のもうろう状態を確認した. ボーっとしている意識減損発作もあるらしいことを妻から確認した.

検査

・MRI:左>右海馬硬化. 小脳萎縮あり.
・脳波:脳波計がなく確認できていない(導入後に再確認の予定).

診断 左内側側頭葉てんかんの二次性全般化発作(両側けいれん発作)が主体の焦点てんかん(経過や発作型, 発作ビデオとMRI所見をもとに診断した).

治療経過

①ペランパネル(フィコンパ®)を中止し, レベチラセタム(イーケプラ®)
1,500 mg単剤:ふらつきはあるがペランパネルのときよりひどくない.
発作頻度は変わらず.
②レベチラセタム(イーケプラ®)1,500 mgにラコサミド(ビムパット®)

を追加漸増して 300 mg に増量したところで発作は 1 回/月に減少し，ふらつきはひどくない.

③レベチラセタム（イーケプラ®）を漸減して 1,000 mg＋ラコサミド（ビムパット®）400 mg に増量し発作は完全に抑制され，この用量で薬剤治療を継続している.

解　説　この症例は，若年発症の内側側頭葉てんかんと診断された. 明らかに難治性であり，脳波は確認できなかったが，決め手はスマートフォンのビデオで発作を確認できたことであった. てんかん診断の基本はやはり発作症候の確認が最も大切である. 術前評価の後にてんかん外科の選択肢もあったが，高齢であり重症の糖尿病も合併しているため，薬剤治療で発作の軽減を試みることとした. 長年のフェニトイン（アレビアチン）の服薬継続ですでに小脳萎縮があり，ふらつきを合併して残存している.

　新規抗てんかん薬も多種類が試されているが薬剤相互作用の少ない薬剤選択が求められた. 最終的にラコサミド（ビムパット®）を 400 mg まで増量したところで発作が完全に抑制された. 二次性全般化発作（焦点両側けいれん発作）は消失したが，数か月に 1 回の焦点意識減損発作が確認されているがほとんど入眠時であり，農作業への影響は全くないという. ふらつきや眠気も軽減されて患者は大いに満足している.

---

7 血中濃度測定（血中濃度モニタリング）

従来薬には，治療域濃度が設定されており，投与量決定のために血中濃度測定が行われてきた. 血中濃度測定は Therapeutic dose monitoring（TDM）とよばれ，有効濃度や中毒域の目安として理解されてきた. しかし，有効血中濃度は統計的なもので個人差もあるため，発作が抑制されていて副作用がなければ，数値に惑わされる必要はない. 服薬状況の確認に

表13　抗てんかん薬の血中濃度モニタリングにおける治療域

抗てんかん薬 （代表的薬剤）	一般名	略語	濃度 （μg/mL）
アレビアチン®	フェニトイン	PHT	10〜20
フェノバール®	フェノバルビタール	PB	10〜35
プリミドン	プリミドン	PRM	5〜12
エピエレオプチマル®	エトスクシミド	ESM	40〜100
テグレトール®	カルバマゼピン	CBZ	4〜12
デパケン®	バルプロ酸	VPA	40〜125
エクセグラン®	ゾニサミド	ZNS	10〜30
マイスタン®	クロバザム	CLB	0.1〜0.4
リボトリール®	クロナゼパム	CZP	0.02〜0.07
ガバペン®	ガバペンチン	GBP	2〜20
トピナ®	トピラマート	TPM	5〜20
ラミクタール®	ラモトリギン	LTG	3〜15
イーケプラ®	レバチラセタム	LEV	12〜46

も有効であると考えられている．また従来薬は，ほかの薬剤との相互作用が強いために，血中濃度が上下しやすいことが知られている．そのため併用療法を行う場合は相互作用に注意することが必要であり，TDM が必要になる場合がある．副作用やほかの薬剤との併用療法で相互作用が疑われるときに，血中濃度を把握することが重大な合併症を引き起こさないために有用である．

　最も注意しなければならないのは，フェニトイン（アレビアチン®）を服用していて，急にふらつきがひどくなる場合，何らかの原因でフェニトインの血中濃度が中毒域まで上昇している可能性があり，緊急の血中濃度測定は不可欠である．過量になっている間は，服薬中止や減薬を考慮しなければならない．

　一方，新規抗てんかん薬は治療域と中毒の差が大きく，血中濃度測定は治療上あまり参考とはならない．低用量でも有効である場合と高用量が必要な場合がある．低用量から治療を開始し，発作が抑制されればその用量で十分ということになる．高齢者では低用量で効果を発揮する．眠気やふらつきなどを考慮して低用量で治療する．新規抗てんかん薬は総じて相

互作用が弱く，レベチラセタム（イーケプラ®）やラコサミド（ビムパット®）などは相互作用をほとんど気にする必要がないため，ほかの内臓疾患を合併して薬剤治療を受けている高齢者には選択しやすい．

参考までに，抗てんかん薬の治療域（**表13**）を示す．治療域は底値（トラフ・レベル）をもとにして決められている．

ほかの新規抗てんかん薬であるペランパネル（フィコンパ®）やラコサミド（ビムパット®）の血中濃度測定はまだ確立されていない．

プリミドンを服薬しているときには，体内でプリミドンとフェノバルビタールに代謝されるため，血中濃度測定を行う場合は，両方の血中濃度を測定して判断する必要がある．

バルプロ酸（デパケン®など）の服薬で血中アンモニアが高値になることがあるため，血中濃度とともにモニターすることも必要である．

8 アドヒアランス

アドヒアランスとは，患者が治療方針に賛同して積極的に治療に参加する意志があることを示す言葉である．同じようなコンプライアンスは，医師から患者への一方的指導関係であるのに対して，アドヒアランスは，医師と患者の相互理解をもとにした関係で，より高い治療効果を期待した関係ということになる．抗てんかん薬を確実に規則的に服薬することがてんかん治療の基本であり，そのためにはいろいろな工夫が必要であり，医師が患者の相互理解のうえで決定して実践するという考えかたである．医師からの積極的アドバイスと服薬チェック，残薬確認も重要である．薬剤師（薬局）との連携も大切で服薬指導は重要である．アドヒアランスをよくするための工夫を**表14**に示したので参考にしてほしい．

表14　アドヒアランスをよくするための工夫

服薬数を少なくする	単剤治療がベスト
服用法を簡便化する	できれば1回の服用（半減期の長い薬剤を選択）
家族が管理しやすい服薬法	昼の服薬をなくする
眠気の強い場合	眠前服用にシフト
血中濃度のトラフの穴埋め	血中濃度モニタリング 半減期の長い薬剤の併用 服薬時間の繰り上げ（食後から食前へのシフト）
剤形の工夫をする	徐放錠で血中濃度を安定化
一包化調剤をする	服薬日付の記載で服薬忘れを防止
服薬確認の工夫	服薬カレンダー，薬ケースの利用 家族監視下での服薬 常に1日分の薬剤を持参（服薬忘れにすぐ対処可能にする）

（浦部晶夫，他（編）：今日の治療薬2018．南江堂，2018を参考にして作成）

11 てんかん患者の社会復帰のための諸問題

　てんかんの治療ゴールは，発作の完全抑制とてんかんでない人と同様の豊かな社会生活が送れることである．したがって，これらが中途半端に達成されても，患者は決して満足しない．また，若年からほぼ一生涯，抗てんかん薬を服薬し続けなければならないために，副作用が限りなく少ないことが最も重要なことである．服薬による肝機能異常の指標の1つのγ-GTPの高値を気にする人は多い．しかし，発作を完全に抑制できなくても，発作回数を可能な限り減らす努力は不可欠である．服薬剤数の多さと発作抑制困難な期間の長さは，患者のQOLや社会復帰に対して負の相関があるとされている．

1 就職の問題

　現代社会においては，てんかんという病名だけで職業上の制限を受けることはない．ただ，職業的運転手という業務だけは，てんかんという病気があり抗てんかん薬を服薬している場合は，他人を乗せた運転業務ができないという制約を受ける．

　また，てんかんという病気を職場に対して申告しておかないで，突然の全身けいれん発作が生じるとそれを理由として解雇されることがあるという．

　てんかんという病気は，古い時代は偏見によって忌み嫌われた病気の1つであったが，現代では偏見が薄れてきており，てんかんであることを公表して前向きに生活している人が多くなっているのは喜ばしい．

　障害者雇用促進法が成立して，てんかん患者は障害者枠雇用が使える場合があるので検討を要する．各県には，障害者職業訓練センターがあるので，ハローワークでよく相談することを指導する必要がある．障害者手帳

の取得が薦められる.

2 自動車運転の問題

　てんかん患者による運転中の交通事故が原因での死亡事故の多発を受けて，この問題は大きくクローズアップされてしまった. 2013 年 6 月 14 日交付の改正道路交通法の概要と免許再取得について，患者に対する指導として大切な点を「てんかん専門医ガイドブック」から引用して列記するとともに，外来での実際の患者指導について言及する.

　医師は，患者やその会社から「運転許可の診断書」あるいは逆の診断書を依頼されても，そのような診断書を書くべきではない. 医師は，公安委員会に向けて医学的な見解を示すのであって，医師が運転を許可するわけではない. 運転の許可は公安委員会の判断によるものであることを伝えるべきである.
　公共交通網が乏しい地方においては，運転できないことは社会的にも日常生活においても死活問題である.「てんかん」という診断を受け入れようとしない患者も多いために，指導に苦労することも多い.
　公安委員会に申告しない場合や運転を許可されていないにもかかわらず運転して事故を起こした場合，自賠責保険が下りないことや過失認定されずに罰則が高まる可能性があること，また民事訴訟での多額の賠償負担など自己判断での運転による交通事故は負の危険が大きいことを告知する必要もある. ある程度の抑止力にはなると考える.

てんかんにかかわる運転免許の可否等の運用基準
- 免許申請，更新時には「てんかんであること」の病状申告が義務化されている（申告をしない場合の罰則は，1 年以下の懲役または 30 万円以下の罰金）.
- 事故の原因が「てんかんであること」が疑われた場合は免許を所持している人に対して病気に関する質問をすることが可能である（罰則は

前記のとおり）

● 医師は運転適性のない患者について任意の届け出が可能である（届けても守秘義務違反にならない）.

● 公安委員会は診断が確定するまで，最長 3 か月まで暫定的に免許を停止することが可能である.

● 「てんかんであること」を理由として免許を取り消され，3 年以内に運転適性を回復した場合（2 年以上発作が抑制された場合），免許再取得時の技能および学科試験が免除されるとともに，優良運転者等の経歴も引き継がれる.

てんかん関連の道路交通法「法 90 条第 1 項第 1 号　ロの政令」で定める施行令上の規定

> 1号　てんかんという病気のうち
> 「発作が再発するおそれがないもの，発作が再発しても意識障害及び運動障害がもたらされないもの並びに発作が睡眠中に限り再発するもの」を免許の拒否または保留の基準とした.
> 上記の運用基準として**表 15** のように定めた.

3 障害者雇用促進法

　障害者雇用促進法により法定雇用率が従業員数 50 人以上の民間企業では 2.0%，国や地方公共団体等では 2.3% となり，その算定にてんかんは該当する.したがって，発作時以外は普通に業務ができるてんかん患者の雇用が今後促進される可能性が高い.てんかん患者はなかなか就職することが困難であるといわれてきたが，ハローワークではてんかん患者の雇用促進のために障害者手帳の取得を薦めている.

表 15　てんかんに係わる免許の可否等の運用基準

(1) 以下のいずれかの場合には拒否等は行わない
  - ア 発作が過去 5 年以内に起こったことがなく, 医師が「今後, 発作が起こるおそれがない」旨の診断を行った場合
  - イ 発作が過去 2 年以内に起こったことがなく, 医師が「今後, X 年程度であれば, 発作が起こるおそれがない」旨の診断を行った場合
  - ウ 医師が 1 年間の経過観察の後「発作が意識障害及び運動障害を伴わない単純部分発作に限られ, 今後, 症状の悪化の恐れがない」旨の診断を行った場合
  - エ 医師が 2 年間の経過観察の後「発作が睡眠中に限って起こり, 今後, 症状の悪化の恐れがない」旨の診断を行った場合

  解 説
  - ・てんかんと診断されても法的な届け出の義務はない. 診断書は免許申請・更新時に提出する. ただし, 医師は発作が 2 年間抑制されるまで運転をしないように指導する必要がある. 発作が再発した場合も, 最終発作から 2 年が必要であることを再度指導する必要がある.
  - ・患者がてんかんという病気を届け出ていなかった場合, 新たに届け出たときに過去の不申告を罰せられることはない.
  - ・適性診断書 (1) イで, 2 年以上発作が抑制された場合の「X 年」を日本てんかん学会法的問題検討委員会は 2〜3 年と記載するのが適当と判断している.
  - ・継続的に診察している主治医が責任をもって診断書を書けないあるいは書きたくない場合は, 公安委員会に申し出て臨時適性検査を受けるように説明する必要がある.
  - ・患者がてんかん発作で事故を起こした場合でも, 診断書の判断が医学的水準を逸脱したり虚偽の内容でない限り医師が刑事責任を問われることはない.
  - ・てんかんの初発発作での交通事故も多いが, 通常は偶発事象として扱われるため加重責任は問われない.

(2) 医師が「6 か月以内に上記 (1) に該当すると診断できることが見込める」旨の診断を行った場合には, 6 月の保留又は停止とする (医師の診断をふまえて, 6 月より短期間の保留・停止期間で足りると認められる場合には, 当該期間を保留・停止期間として設定する)

(3) その他の場合には拒否又は取消しとする.

(4) 上記 (1) イに該当する場合については, 一定期間 (X 年) 後に臨時適性検査を行う.

(5) なお, 日本てんかん学会は, 現時点では, てんかんに係わる発作が投薬なしで過去 5 年間なく, 今後も再発の恐れのない場合を除き, 通常は, 中型免許 (中型免許 (8t 限定) を除く), 大型免許及び第二種免許の適性はないとの見解を有している.

  解 説
  - ・投薬なしで過去 5 年間てんかん発作がないということは, てんかんが治癒しているとみなされる状態.
  - ・てんかん患者は, バス, タクシー, ハイヤーなどのいわゆる乗客を乗せる職業的運転手にはなれないことを意味する. 現実的にバスなどの運転手が初発の発作を起こした場合, その後の乗務の可否について非常にむずかしい判断が求められる. 運行会社では, そのような事態も想定して, 運用基準を策定しておくことが大切である.

航空法では，てんかんまたはその既往歴がないことと規定されている．意識障害やけいれん発作またはそれらの既往がないことを運行業務に必要な航空身体検査証明書に求められる．

銃砲刀剣類所持等取締法では，てんかん患者には所持を許可しないとされているが，日本てんかん学会は5年以上意識を失う発作がなければ法に規定するてんかんに該当しないという見解をとっている．猟銃などの所持許可の新規・更新申請に診断書が必要で，継続して診察している医師が記載を求められることがある．

高所作業や船上作業に従事するてんかん患者に対しては，少なくとも発作が抑制されていることが必要であり，怠薬がないように指導が徹底されなければならない．職業によっては制限を受ける場合がある．

若年以降で発病するてんかんは，てんかんであることを理由に結婚ができないということは現実的でない．「てんかん」という偏見はかなり減っていると考えられる．現実的に相手の男性を外来に連れてくる女性患者も多い．逆バージョンも少なくはない．

適齢期の女性（女子中高生であっても）には，催奇形性の高い抗てんかん薬を処方すべきではなく，薬剤の変更は早いほうがよい．遅くても結婚前に変更しておくことが重要である．

カウンセリングとして，遺伝性の可能性の少ないてんかんであることや催奇形性の低い抗てんかん薬を服薬しているために心配はいらないことをはっきりと話すことが大切である．妊娠中や分娩時に自己判断で断薬すると発作が再発して早産や流産などのトラブルを引き起こす可能性が高まることを注意喚起する．

発作を心配してストレスをためることの危険を注意することもある．育児に際して，授乳の問題や児を抱くことは避けるべきことを話す必要があ

る．また添い寝時の発作によって児に危害がおよんだりすることは極力避けなければならない．

　また生涯にわたって服薬する必要があり，怠薬や自己判断での断薬が最も危険であることを注意する．若年発症てんかんは，薬剤有効性が高く比較的容易に発作抑制されるために怠薬が生じやすいことも事実である．ところが怠薬時の発作再発率が極めて高く，発作が再発すると，運転制限が必要となり生活に支障をきたすことの注意も大切である．特に公共交通機関の乏しい地方においては，発作再発による運転制限は仕事や生活に多大な直接的悪影響をおよぼすために，受診のたびにてんかん指導として言及しなければならない．

6　公的援助と社会復帰支援

6-1　自立支援制度（医療費公費負担制度）

　日本てんかん学会は，ジェネリック医薬品は避けるべきであるという見解をとっているため，ジェネリック医薬品より薬価が高い．さらに，新規抗てんかん薬はいずれも薬価が高く，患者の経済的負担が大きいので，負担軽減のために積極的にこの自立支援制度を利用することを薦めている．外来関連の医療費が１割負担に軽減されるメリットは大きい．申請が認められてから医療費が減額されるため，すべてのてんかん患者が申請可能であるから早めに申請をするべきである．

　しかし，以前はすべての薬剤を自立支援制度のなかで捉えて一割負担にしていたが，最近は抗てんかん薬以外の併用薬剤を自立支援制度から切り離して算定するようになり，患者の負担は増している．この対応は，県ごとで対応が異なる可能性がある．

　登録した医療機関に限り利用可能であるためてんかん診療を行っている医療機関が先に登録していることが必要である．この制度の手続きは毎年であるが，診断書は２年に１回の提出でよく，精神障害者保健福祉手帳を本制度の診断書として兼ねることが可能である．

　患者は，他県の医療機関のてんかん外来を併診する可能性があり，この

表 16　精神障害者保健福祉手帳の判定基準

等級	発作のタイプ	発作間欠期の精神神経症状・能力障害
1 級程度	ハ・ニの発作が月に 1 回以上ある場合	他の精神疾患に準じる
2 級程度	イ・ロの発作が月に 1 回以上の場合 ハ・ニの発作が年に 2 回以上の場合	他の精神疾患に準じる
3 級程度	イ・ロの発作が月に 1 回未満の場合 ハ・ニの発作が年に 2 回未満の場合	他の精神疾患に準じる

発作のタイプを以下のように分類する
イ．意識障害はないが，随意運動が失われる発作
ロ．意識を失い，行為は途絶するが，倒れない発作
ハ．意識障害の有無を問わず，転倒する発作
ニ．意識障害を呈し，状況にそぐわない行為を示す発作

場合の対応は県ごとに異なる場合がある．

　いずれにしても，医療者側から患者支援制度についての情報提供が積極的に患者になされることが求められる．

申請窓口：市区町村の窓口．
医師の診断書：精神科以外の医師でも作成できる．

6-2　精神障害者保健福祉手帳（障害者手帳）

　てんかんは，この手帳の対象である．初診から 6 か月以上経過している必要があるが，主治医であれば診療科にかかわらず作成可能である（有効期間は 2 年間）．判定基準を**表 16** に示す．

　この手帳をもっていると，障害者枠での就職につながる可能性がある．また，各種税金の控除や NHK 受診料の減免，自治体の各種サービス（交通運賃，上下水道，入場料割引，公営住宅の優先入居など），携帯電話料金の割引，自立支援医療申請簡略化などのサービスが各市区町村窓口で受けられる．

7　他の医療・福祉サービス

　ほかにも，以下のような医療・福祉サービスが整備されているため，大

いに利用すべきであり，いろいろなパンフレットも用意されているので，情報提供することが必要である．

・障害基礎年金
・障害厚生年金
・障害者に対する税金控除
・障害者に対する NHK 受信料控除，駐車禁止除外指定者証票交付，旅客鉄道運賃の割引，バス・タクシー運賃割引，航空運賃の割引

8 日本てんかん協会

　国際てんかん協会の日本支部として活動している全国的組織であり，患者や家族の福祉の増進に寄与することを目的として多彩な活動を行っている．日本てんかん学会とも緊密な協力関係にある．県ごとの支部がある．
　患者や家族からのいろいろな相談を受け付け，医療や生活，教育などのアドバイスを行ってくれるため，何でも相談してみることを薦めてほしい．情報誌・月刊「波」を発行して，てんかんの啓発活動を積極的に行っている．入会すれば「波」を定期的に受け取れる．
TEL：03-3202-5661，FAX：03-3202-7235　email：jea@e-nami.or.jp
https://www.jea-net.jp/

世界てんかんの日 (International Epilepsy Day)

　毎年2月の第2月曜日を，中世の頃てんかん患者を庇護したという聖バレンタインを称えてバレンタインデー直前の月曜日を「世界てんかんの日」と定めた．

てんかん月間

　日本てんかん学会と日本てんかん協会が共催して，毎年10月をてんかんに関する啓発活動を全国で取り組む強化月間として「てんかん月間」と制定している．

付録　用語の解説

　旧分類の用語でも間違いではないが，今後新分類の用語が多く使われるようになると思われるので，新分類の用語を併記して解説する．参考までに発作型分類—基本型—を追加した．

旧分類	新分類	解　説
単純部分発作	焦点意識保持発作	発作中，いろいろな症状を示すが意識は保持される発作．焦点は焦点起始を意味し起始という言葉が省略される．
複雑部分発作	焦点意識減損発作	発作中，意識が失われているあるいは意識が減損している状態の発作．
二次性全般化発作	焦点両側強直間代発作	焦点起始てんかんが両側大脳に伝播して両側性の強直間代（けいれん）発作に進展するものをいう．全般起始強直間代（けいれん）発作と区別する．この本ではわかりやすくするため両側けいれん発作と略称した．
大発作	全般強直間代発作あるいは焦点両側強直間代発作	大発作とよばれる発作のなかには，全般けいれん発作と焦点両側けいれん発作があるということを示している．この本の中では強直間代発作をあえて「けいれん発作」とした．
小発作	欠神発作	全般非運動発作の1つである．
精神運動発作	焦点意識減損発作	内側側頭葉てんかんの発作症状で意識減損発作とほぼ同義である．

ILAE2017年発作型分類 −基本型−

焦点起始発作 Focal Onset	全般起始発作 Generalized Onset	起始不明発作 Unknown Onset
焦点意識保持発作 Aware ／ 焦点意識減損発作 Impaired Awareness	全般運動発作 Motor 全般強直間代発作 tonic-clonic その他の全般運動発作 other motor	起始不明運動発作 Motor 起始不明強直間代発作 tonic-clonic その他の起始不明運動発作 other motor
焦点運動起始発作 Motor Onset 焦点非運動起始発作 Nonmotor Onset	全般非運動発作 （欠神発作） Nonmotor (Absence)	起始不明非運動発作 Nonmotor
焦点起始両側強直間代発作 focal to bilateral tonic-clonic		分類不能発作 Unclassified

　ILAE2017年てんかん発作型の操作的分類の使用指針（日本版，日本てんかん学会分類・用語委員会編集）より引用した.

　これを参考にすると理解しやすいように思う．焦点発作の二次性全般化を焦点両側強直間代発作として両側という表現を使い，全般てんかんの全般強直間代発作を全般という表現にして区別していることに大きな配慮を感じる．この本では，「強直間代発作」を一般に理解しやすくするため，あえて「けいれん発作」という表現にしている.

あとがき

　筆者は，5年前までてんかんセンターのある病院のトップとしててんかんの専門診療を行ってきた．そのときはてんかん診療拠点病院が一極集中で患者のためになると自負していた．しかし，退官後はてんかんセンターが患者のほんの一部の診療を担っているだけであるということに気がついた．県の中央部にある文字通りのてんかんセンターに，南北400キロにおよぶ大きな県の隅々から来院していない現状があることである．特に，公共交通機関の乏しい田舎で自動車運転を規制されたてんかん患者が容易に通院できるわけがない．患者の心理からしてもかかりつけの近くの病院の診療科か開業医が頼れる存在であろうと気がついた．そこで，100キロ以上も離れた総合病院の脳神経外科で週の半日てんかん外来をはじめ15人前後の患者の診療を行っている．そこでは高齢発症てんかんや判断のむずかしいてんかんが多く紹介されてくる．それでも，守備範囲は非常にローカルであり，開業医からの紹介がほとんどである．大きな病院の非専門医からの紹介は非常に少ない．まれに長年治療をされているいわゆる見かけの難治なてんかんの患者や高齢発症てんかんが多く紹介されてくる．はたして診断や治療に苦慮していないのであろうか大きな疑問である．この現状をみるとてんかんの拠点病院を造ることも大切であるが，普通の病気であるてんかんの診療には患者にとって容易なアクセスを可能にするもう少し間口の広いシステムが不可欠ではないかと考えるようになった．さらには，専門医より圧倒的に多い一般診療医のてんかんの診断治療技術の底上げが大切であろうと考えてこの本を上梓した．

　最初に書いたように，てんかん診療にかかわる一般医や薬剤師，さらにはメディカルスタッフの方たちの日常診療現場で，この本が少しでも役立つことを願ってやまない．

国立病院機構西新潟中央病院名誉院長

亀山茂樹

参考文献

　以下に示した以外にも，たくさんのてんかん関連図書や文献を参考にさせていただいた.

　ここに謝意を表する.

●書籍・雑誌

- 日本てんかん学会 HP
  https://square.umin.ac.jp/jes/
- 日本神経学会（編）：てんかん治療ガイドライン 2010．医学書院，2010
- 日本神経学会（編）：てんかん診療ガイドライン 2018．医学書院，2018
- 日本てんかん学会（編）：てんかん専門医ガイドブック．診断と治療社，2014
- 日本てんかん学会（編）：てんかん学用語事典．診断と治療社，2006
- Epilepsy　第 1 巻〜第 13 巻．メディカルレビュー社，2007〜2019
- 日本臨床 別冊神経症候群 第 2 版．日本臨床社，2014
- 浦部晶夫，他（編）：今日の治療薬 2018．南江堂，2018
- 辻貞俊（編）：てんかん外来（神経内科外来シリーズ）．メジカルビュー社，2015
- 国立病院機構西新潟中央病院てんかんセンター（編）：てんかんの診断と治療 第 6 版，2016

●論　文

- Hauser WA, et al：Risk of Recurrent Seizures after Two Unprovoked Seizures. N Engl J Med 338：429-434,1998
- 加藤昌明："妊娠可能女性に対する抗てんかん薬の使い方"．てんかん研究 33：116-125，2015

索　引

亀山 茂樹（かめやま しげき）
国立病院機構西新潟中央病院名誉院長

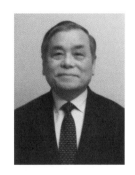

略歴

1973 年　新潟大学医学部卒業

1987 年　新潟大学脳研究所脳神経外科講師

1995 年　国立療養所西新潟中央病院脳神経外科医長

1998 年　臨床研究部長，てんかんセンター長

2004 年　国立病院機構西新潟中央病院に名称変更

　　　　　統括診療部長，副院長を歴任

2008 年　国立病院機構西新潟中央病院院長

　　　　　視床下部過誤腫センター長，新潟大学医学部臨床教授

2015 年　国立病院機構西新潟中央病院名誉院長

2016 年　新潟リハビリテーション大学大学院特任教授

〜2019 年　新潟医療福祉大学客員教授

2020 年〜　新潟聖籠病院脳神経外科

褒賞

2014 年 2 月　第 42 回新潟県医療功労賞

2015 年 10 月　日本てんかん学会功労賞

2017 年 10 月　日本てんかん協会木村太郎記念賞

所属学会

日本てんかん学会元理事・名誉会員（2011 年，第 45 回学術大会会長）

日本てんかん学会専門医・指導医

日本てんかん外科学会名誉会員（2002 年，第 25 回会長）

日本生体磁気学会元理事（2013 年，第 28 回会長）

日本定位・機能神経外科学会名誉会員

日本脳神経外科学会専門医

日本脳神経外科コングレス会員，ほか

一般医のためのベーシックてんかん診療　　　　　　　　　　ISBN978-4-7878-2458-5

2020 年 7 月 10 日　初版第 1 刷発行

著　　者	亀山茂樹	
発 行 者	藤実彰一	
発 行 所	株式会社　診断と治療社	

〒100-0014 東京都千代田区永田町 2-14-2 山王グランドビル 4 階
TEL　03-3580-2750（編集）　03-3580-2770（営業）
FAX　03-3580-2776
E-mail：hen@shindan.co.jp（編集）
　　　　eigyobu@shindan.co.jp（営業）
URL：http://www.shindan.co.jp/

印刷・製本　三報社印刷株式会社